Ayushi Mishra
Anurag Hasti
Surabhi Duggal

Matrizes e materiais para matrizes

AF294471

Ayushi Mishra
Anurag Hasti
Surabhi Duggal

Matrizes e materiais para matrizes

ScienciaScripts

Imprint
Any brand names and product names mentioned in this book are subject to trademark, brand or patent protection and are trademarks or registered trademarks of their respective holders. The use of brand names, product names, common names, trade names, product descriptions etc. even without a particular marking in this work is in no way to be construed to mean that such names may be regarded as unrestricted in respect of trademark and brand protection legislation and could thus be used by anyone.

Cover image: www.ingimage.com

This book is a translation from the original published under ISBN 978-620-7-84266-7.

Publisher:
Sciencia Scripts
is a trademark of
Dodo Books Indian Ocean Ltd. and OmniScriptum S.R.L publishing group

120 High Road, East Finchley, London, N2 9ED, United Kingdom
Str. Armeneasca 28/1, office 1, Chisinau MD-2012, Republic of Moldova, Europe
Printed at: see last page
ISBN: 978-620-8-08788-3

Conteúdo

INTRODUÇÃO

Existem vários tipos de restaurações de pacientes parcialmente desdentados que proporcionam uma prótese compatível, estética e funcional. Entre estas, as próteses parciais fixas têm sido consideradas como uma modalidade convencional e rotineira de restauração. Uma prótese duradoura é fabricada indiretamente pelo técnico no laboratório com um análogo chamado molde mestre preparado a partir de uma impressão precisa feita nas arcadas dentárias.

O fabrico de próteses parciais fixas implica a realização de uma reprodução exacta do dente preparado, do dente oposto adjacente e dos tecidos moles circundantes através de uma impressão clinicamente aceitável.

Um molde de trabalho é a réplica dos dentes preparados, das áreas dos rebordos e de outras partes da arcada dentária feita a partir dessa impressão. Segue-se a preparação do modelo em cera, a fundição e o acabamento da prótese com contactos bem estabelecidos, contorno fisiológico, embrasaduras, oclusão e integridade marginal. O objetivo do procedimento mencionado só pode ser alcançado com uma réplica positiva precisa sobre a qual é efectuado o trabalho laboratorial.

Um coto separado é a reprodução positiva da forma de um dente preparado em qualquer substância adequada. Constitui um componente integral do molde mestre e pode ser separado do molde.

São seguidos vários métodos para o fabrico de moldes e cada sistema de fabrico é feito com um conceito definido. e cada método é seguido com o máximo cuidado para obter o mais exato possível o molde e a fundição porque a única ligação direta entre o laboratório e o doente.

O objetivo do estudo "Matrizes em próteses parciais fixas" é abranger as várias técnicas que têm sido defendidas para fazer sistemas de matrizes, a sua precisão, bem como a estabilidade comparativa dos diferentes sistemas.

PERSPECTIVA HISTÓRICA

O número de erros que resultaram em falhas de restaurações dentárias fixas exigiu a necessidade de estudar essas falhas e, assim, reduzir os erros. Foi durante este tipo de estudo que foram desenvolvidas várias ferramentas novas em dentisteria restauradora e a maioria delas centrava-se na obtenção de um bom molde de trabalho, o que é de extrema importância para a obtenção de uma boa restauração dentária fixa.

Um dos métodos mais antigos consistia em marcar o bordo da impressão e colocar a cavilha na pedra de matriz macia. No entanto, neste caso é difícil colocar a cavilha corretamente, pelo que foram desenvolvidos muitos métodos para pré-posicionar as cavilhas. Alguns destes métodos incluem a utilização de agulhas, alfinetes, clipes de papel, grampos de cabelo, bolachas de cera e fósforos.

Quando as cavilhas são posicionadas com exatidão, podem colidir com a margem, enfraquecer o molde ou impedir que este seja facilmente removido da fundição. Ao longo dos anos, têm sido utilizadas várias técnicas para o efeito, resultando num grau razoável de precisão. No passado recente, sistemas como o sistema pindex e o sistema Zeiser criaram um avanço notável no posicionamento da cavilha. O grau de precisão atingiu níveis cimeiros. A afirmação histórica "O molde é o único elo direto entre o laboratório e o paciente continua a ser nova para sempre".

TERMINOLOGIAS

Molde: Uma semelhança em tamanho real de uma forma desejada. É formado no interior ou é um material vertido numa matriz ou impressão da forma desejada.

Molde dentário: Reprodução positiva à escala real de uma parte ou partes da cavidade oral.

Pino de matriz : Pino metálico utilizado em moldes de pedra para remover secções de matriz e recolocá-las com precisão na posição original.

Espaçador de matriz : Agente aplicado numa matriz para proporcionar espaço para o agente de cimentação na peça fundida acabada.

- Glossário de termos de prótese dentária

REVISÃO DA LITERATURA

Peyton, Leibold e Ridgley em 1952[10] fizeram um estudo sobre a dureza da superfície, a resistência à compressão e a resistência à abrasão de pedras indiretamente devidas, tendo concluído que as pedras melhoradas atingem a sua dureza máxima num intervalo de tempo mais curto do que as pedras normais. As pedras melhoradas são mais resistentes à abrasão do que as regulares.

Ralph, em 1956,[12] realizou um estudo sobre os factores que influenciam a superfície dos troquéis de gesso vazados em moldes de hidrocolóide. Afirmaram que a superfície dos troquéis de gesso vertidos em moldes de hidrocolóide é influenciada por vários factores. Recomendaram que se respeitasse o rácio água-pó e que a mistura do gesso sob vácuo fosse ligeiramente benéfica. A utilização de uma pistola de mistura no hidrocolóide minimizará as imperfeições no molde. O gesso deve ser vibrado mecanicamente para a impressão a uma taxa de fluxo uniforme, empregando uma vibração suave.

Victor E. Wasser em 1961[60] introduziu um novo material para a maioria dos moldes e matrizes e afirmou ter melhor resistência à abrasão, propriedades mecânicas e melhor compatibilidade com impressões à base de borracha. Tinha como limitações a dificuldade de mistura, a fraca diferenciação de cor da cera e o aumento do tempo necessário para a presa.

Benfield e Vincent, em 1962[24] defenderam a técnica Di-Lok para impressões elastoméricas e afirmaram que esta tem várias vantagens sobre os outros sistemas.

J. M Christy e D.J. pipko em 1968[7] conceberam um método simplificado de indexação de matrizes de trabalho. Neste método, a impressão era feita e depois o molde era vazado. Em seguida, um pedaço de material de tapete para automóveis é cortado num quadrado de 4 x 4 polegadas e com nervuras e o índice de plástico com nervuras é colocado com o lado com nervuras para cima numa placa de vidro, antes de inverter o molde de pedra parcialmente definido sobre ele. As nervuras são alinhadas na direção vestibulolingual em relação ao dente pilar preparado. Os lados da base fundida são aparados, planos, lisos e afilados na forma de um pentágono. É vertida outra mistura de pedra para formar uma base inferior. O molde indexado aparado é removido da base de pedra, deixando uma reprodução negativa da base e dos lados do molde aparado e indexado. As matrizes são parcialmente seccionadas do molde por meio de um corte inferior com serra. As matrizes individuais seccionadas, juntamente com a base do molde remanescente, são reposicionadas na base de pedra, mantidas e fixadas no lugar com cera adesiva. O fundo da base de pedra é entalhado em cruz, de modo a que a base do molde possa ser utilizada para a montagem do articulador com molde dividido.

Ralph W. Philips & Richard J. Snell em 1968[43] fizeram um estudo sobre matrizes electroformadas a partir de impressões de thiokol e silicone. Avaliaram vários métodos de metalização e galvanoplastia de impressões de silicone. A partir do estudo, concluíram que as matrizes de pedra apresentavam uma melhor reprodução dos detalhes da superfície do que as matrizes electroformadas. Também afirmaram que o revestimento de cobre era melhor para impressões de silicone do que o revestimento de prata.

Paul F Ruskin em 1969[50] concebeu um método de montagem de bandejas de coroas e pontes Di-Lok em articuladores Hanau H_2 .

Neste método, utilizaram uma placa de remontagem dividida Hanau ligada a um tabuleiro de coroas e pontes Di-lok, que proporciona um meio positivo para montar com precisão moldes num articulador para o fabrico preciso de unidades de coroas e pontes. A bandeja Di-lok com a placa de remontagem Hanau montada é fixada ao articulador com gesso. Após a presa do gesso, o pino cónico é removido e o gesso é aparado para permitir a separação imediata das duas metades. Uma metade da placa de remontagem ficou embebida no gesso e a outra metade no gesso do instrumento. Tanto o molde mandibular como o maxilar em moldeiras Dilok podem ser montados individualmente no articulador Hanau ou podem ser montados em conjunto.

Alfred J Stern e M. Harold Vernon em 1969[54] conceberam uma nova cavilha que é fabricada com pinos de pré-posicionamento como parte integrante da cavilha.

Kenneth D. Rudd em 1970[49] concebeu um método para fazer moldes amovíveis para coroas, inlays e próteses parciais fixas. Nesta técnica, os fios de suporte faciolingual são fixados sobre a preparação e, em seguida, a cavilha é centrada sobre a preparação e é utilizada cera pegajosa para a fixar na posição e a impressão é efectuada. É cortada uma vala em forma de "V" faciolingual a partir de cada cavilha. Adiciona-se cera de utilidade às extremidades das cavilhas para ajudar a localizá-las depois de a base ser vazada. O molde é então separado da peça fundida, cortando a pedra com uma serra e uma lâmina. Em seguida, é aparado e a margem é marcada com um lápis de cera.

Michael J. Lies, em 1971[34] , afirmou que a técnica do sistema de duplo coto apresenta as vantagens de uma elevada resistência à abrasão do coto de trabalho, que é galvanizado, e de uma orientação no desenvolvimento de contactos interproximais precisos com a ajuda dos cotos montados e de uma orientação no desenvolvimento de contactos oclusais precisos, também com a ajuda dos cotos montados.

J.B.Moser, Stone e Willoughby em 1975[19] efectuaram um estudo sobre as propriedades e caraterísticas de um material de matriz de resina. A partir deste estudo, afirmaram que a centrifugação do material de matriz de resina epóxi na impressão de base de borracha poderia produzir matrizes sem bolhas e sem distorções.

Thomas Balshi e B. Ernest Mingle dorff em 1975[4] utilizaram materiais como clipes de papel, grampos de cabelo, bolachas de cera, fósforos e agulhas anestésicas descartáveis para posicionar os pinos de cavilha. Todos os métodos utilizados eram muito fáceis de utilizar, mas tinham as suas próprias imperfeições. Ao empurrar os estabilizadores de pinos, como a agulha anestésica, existe a possibilidade de puxar e distorcer a impressão, especialmente se os estabilizadores tiverem de passar perto da área de preparação. No caso dos clipes de papel, a desvantagem observada é que o selo de cera pegajoso é quebrado e a cavilha perde a sua posição.

Zakaria em 1976[1] utilizou bandas de matriz para facilitar o seccionamento dos troquéis. As bandas são cortadas para se adaptarem à forma do arco e colocadas sobre a impressão. As bandas são contornadas para se assemelharem à forma desejada das secções do coto. O primeiro vazamento é feito e as secções são facilmente seccionadas.

Frank J. Miranda e E. Walter Dilts em 1976[36] compararam a estabilidade de dois sistemas de moldes amovíveis. Sob condições controladas, dez moldes, cada um com dois moldes amovíveis, são construídos para cada sistema, num total de 20 moldes e 40 moldes amovíveis. As medições da linha de base antes e depois do corte, com uma precisão de 0,0001 polegadas nos planos horizontal e vertical, são registadas e as diferenças são calculadas. Cada matriz é removida e substituída 30 vezes antes de qualquer medição pós-seccionamento. Os resultados indicaram pequenos desvios horizontais inconsistentes e desvios verticais consistentes para os sistemas de tabuleiros Pindex e Dilok. Os desvios do sistema Pindex são ligeiramente inferiores aos do sistema Di-lok.

C. Douglas Smith e Arun nayyar em 1979[51] fabricaram moldes de gesso removíveis utilizando cavilhas cimentadas. Neste método, a base do molde foi cortada a partir da porção mais baixa da crista edêntula. Linhas paralelas verticais são colocadas para indicar o caminho comum de remoção de todos os segmentos do troquel; cada segmento do troquel é então dividido ao meio com linhas paralelas verticais. A distância entre o centro oclusal de cada preparação e o bordo facial do molde de trabalho é medida. Nesta altura, as cavilhas são posicionadas nos canais preparados e cimentadas com cimento de cianoacrilato. A ranhura de orientação para cada segmento do coto é colocada com uma broca redonda n.º 8. 8. O segmento do coto é seccionado e separado do molde de trabalho. As unidades seccionadas são recolocadas no molde de trabalho.

Hisao Fukui, em 1980[17] , efectuou um estudo sobre a eficácia das películas de endurecimento em matrizes de pedra. Concluiu que as resinas de cianoacrilato e os endurecedores de matriz resinosos melhoravam efetivamente a dureza e a resistência à abrasão das matrizes de pedra. A aplicação de resinas líquidas seguida de sopro com ar comprimido produziu uma superfície melhorada sem alterações dimensionais significativas.

Thomas E. Stone e William A. Welker em 1980[55] conceberam um método para localizar pinos de cavilha em moldes de pedra artificial. Neste método, utilizaram tubos de bomba de análise automática que foram cortados em secções de 1 polegada. As extensões de plástico das cavilhas são colocadas sobre as extremidades das cavilhas. As extensões de plástico são removidas da base quando a base de fundição de pedra artificial endurece. Deixou uma haste limpa e sem cera para a cavilha. A impressão é vazada com pedra artificial e as cavilhas são posicionadas e deixa-se a pedra endurecer. Coloca-se uma covinha de índice na pedra e aplica-se um meio de separação. As extensões das cavilhas são colocadas sobre as extremidades das cavilhas. A impressão é encaixotada e vertida com o gesso. As extensões de plástico das cavilhas são retiradas e o molde é aparado e deixado secar. O molde é seccionado e os troquéis são aparados.

Francis B. Robinson e Bob Block em 1981[48] conceberam uma técnica de posicionamento de pinos de cavilha para moldes de trabalho de próteses parciais fixas. Neste caso, colocaram um material Mortite no bordo exterior da impressão e, em seguida, foram colocados pinos de banco na impressão. Foram colocadas mortites adicionais sobre os pinos para assegurar a sua posição. A pedra de moldagem é vazada sem cobrir a cabeça dos pinos. As cavilhas são colocadas na pedra que entrou em contacto com a cabeça plana da cavilha de banqueiro. Deixa-se endurecer a primeira camada de pedra, retira-se a mortite e o pino de banqueiro e aplica-se um separador de gesso antes de efetuar a segunda camada de pedra.

Karen B. Troendle e Edmund cavozos em 1981[59] utilizaram uma máquina magnética para posicionar cavilhas para matrizes amovíveis. A máquina magnética consiste numa mesa de plástico inferior que suporta a impressão e é mantida na sua posição elevada por um bloco retangular. Uma mesa superior metálica suportava os conjuntos magnéticos móveis que mantinham as hastes metálicas e as cavilhas em posição sobre o molde. Com a mesa de plástico na posição descida, o molde é colocado na massa de matriz coberta com película de plástico. As cavilhas são posicionadas nas hastes metálicas aplicando cera na extremidade aberta da haste e inserindo a extremidade não retentiva da cavilha. Ao mover os ímanes horizontalmente ou as hastes verticalmente, as cavilhas são posicionadas de forma ideal.

Michael Myers e H. John Hembree em 1982[35] compararam a precisão relativa de quatro sistemas de matrizes amovíveis. Os quatro sistemas de matrizes estudados foram o pino de latão, o pino de plástico, o pino em J e o sistema de modelo logix. O plastipin apresentou a menor quantidade de deslocamento horizontal. O pino de latão apresentou o maior deslocamento em ambas as direcções. Os movimentos médios de todos os tipos estudados são de 0,07 mm na direção horizontal e 0,116 mm na direção vertical. Assim, parece não haver significado estatístico entre os vários moldes. O sistema do modelo logix é o mais difícil de utilizar, uma vez que as matrizes se encaixam muito bem no molde mestre e requerem muito mais esforço para serem removidas e substituídas. No entanto, isto não parece afetar a precisão em comparação com os outros moldes.

Robert A. Tanquist e John T. Stamps em 1982[47] demonstraram o fabrico de troquéis removíveis precisos a partir de impressões elásticas da arcada completa. Nesta técnica, os calços metálicos numa posição inclinada são inseridos a uma distância de 1 a 1,5 mm das margens da preparação. São usados quatro calços para três preparos adjacentes, as marcas nos flanges ajudaram no posicionamento vertical das cavilhas. A primeira metade do molde é vazada com a cavilha posicionada entre os calços e alinhada com as marcas na flange. O molde é recuperado e aparado e as matrizes estão prontas para serem seccionadas. A lâmina de serra fina é posicionada sobre os bordos dos calços para cortar cuidadosamente, evitando as margens das preparações. O pino de cavilha localizado na base do molde está pronto para ser removido. Os moldes e os calços são removidos do molde. A ponta da cavilha é alisada para evitar raspar as paredes dos canais da cavilha.

Robert A. Tranquist, em 1982[46] , apresentou a razão de ser do acabamento do coto, que é facilitar o contorno e o acabamento do padrão de cera e fazê-lo seguir o contorno do dente, aparando a superfície do coto apicalmente à margem para seguir a forma da raiz do dente.

Campagni, Preston e Reisbick, em 1982[63] , efectuaram um estudo sobre a medição da tinta nos espaçadores de moldes utilizados para o alívio da fundição. Concluíram que a medição da espessura dos espaçadores de moldes comerciais não era consistente com as medidas comunicadas pelos fabricantes. De acordo com eles, uma tinta de loja de hobby usada como espaçador tinha a menor espessura de película.

Terry, William e Wayne em 1984[57] efectuaram um estudo sobre a utilização de espaçadores de matriz pintados em preparações com ranhuras. Eles concluíram que existem diferenças significativas na espessura da película com diferentes materiais de matriz com espaçamento de matriz. A técnica utilizada para aplicar o espaçador de matriz pode afetar a espessura da película produzida.

Crispin, Watson e Frawley em 1984[3] **efectuaram** um estudo sobre os troqueis revestidos a prata. Concluíram que a exatidão marginal das coroas fabricadas nos troqueis revestidos a prata é tão exacta como a das coroas fabricadas em troqueis de pedra. Os cunhos revestidos a prata fabricados a partir do Reprosil produziram coroas mais exactas do que todos os outros cunhos testados.

T.A.George e J.R Holmes em 1985[13] conceberam o clip de cavilha utilizado para a colocação de cavilha. Um fio ortodôntico é dobrado a 180^0 . Uma segunda dobra de 180^0 do fio dobrado é feita com ¼ de polegada de comprimento. Cada extremidade do fio foi dobrada num ângulo de 90^0 . É efectuada mais uma dobra de 90^0 e as pernas são cortadas com o comprimento desejado e a cavilha é posicionada. Em seguida, coloca-se a cavilha na impressão e a pedra é vazada. São utilizados vários klips na mesma impressão. O segundo vazamento do gesso é efectuado após a remoção da cavilha da impressão.

Richard D. Jordan e James M. Leary em 1985[45] desenvolveram uma técnica de recuperação de moldes. Nesta técnica, os pinos de fixação são posicionados sobre os dentes preparados e as secções não preparadas da impressão. Os pinos são colocados em paralelo com o sistema visual, ocidental de colocação de pinos ou sistema pindex. A impressão é vertida com gesso melhorado, é aplicado um meio de separação e a base é vertida. O molde é separado da impressão. Quando endurece, é suavemente inclinado na extremidade das cavilhas com um cabo de instrumento. Em seguida, os cortes proximais e inferiores são efectuados 2 mm antes da margem com um disco de separação. O coto é separado por cunha com uma faca de gesso. No caso de preparações múltiplas, é vantajoso tornar toda a base do coto amovível. No caso de um único preparo, tornar removível apenas o dente preparado e os dentes adjacentes. É feito um corte com uma serra de joalheiro próximo dos dentes adjacentes e, em seguida, a unidade é extraída da base do coto.

Campagni, Prince e Defreese em 1986[62] fizeram um estudo sobre a medição de agentes de revestimento utilizados para a proteção de matrizes de pedra. Concluíram que os materiais de cianoacrilato, devido à sua elevada viscosidade, não eram tão facilmente soprados da margem. Mostraram também uma menor tendência para serem absorvidos pelos cunhos antes de serem endurecidos.

Campagni, William e James em 1986[61] efectuaram um estudo sobre o efeito do espaçador do molde no assentamento de coroas de ouro fundidas completas com ranhuras. Concluíram que o alívio do coto melhorou significativamente o assentamento de coroas de ouro fundidas completas com ou sem ranhuras.

Bailey, Denovan e Preston, em 1988[20] fizeram um estudo comparativo sobre a exatidão dimensional do material de troquel melhorado, revestido a prata e resina epoxy. Ele concluiu que os troquéis de pedra dentária melhorada apresentavam a maior variação nas medidas dos três sistemas de troquéis examinados, os troquéis de resina epoxi eram os seguintes e os troquéis de prata mostravam a menor variação.

L. M. Covo et al em 1988[30] compararam a exatidão e a estabilidade de três sistemas de matrizes amovíveis. Os três sistemas estudados foram os sistemas Accutrac, Pindex e Brass Dowel. Concluíram que os sistemas Pindex e Dowel pin não apresentaram deslocação vertical e o sistema Pindex apresentou a menor quantidade de deslocação horizontal entre os três.

Charles, Robert e Gene Withrow em 1990[6] propuseram uma modificação da serra para o corte de moldes por baixo. Esta técnica descreve uma modificação simples da serra e das superfícies de trabalho que alivia estes problemas e permite o seccionamento previsível de matrizes amovíveis por corte inferior.

D.W.Richardson e S.P.Haug em 1991[8] compararam a exatidão posicional de quatro sistemas de moldeiras. Os quatro sistemas de moldeiras estudados foram o sistema de moldeiras Accu-trac Precision, o sistema de moldeiras Model; a moldeiras Sterdo split model e o sistema de moldeiras Tricodent One cast. Todos os cotos dos sistemas de moldeiras testados mostraram uma diferença entre as medições antes da remoção e as medições após a remoção. Uma vez que os sistemas de moldeiras accu-trac, sterdo e tricodent não mostraram diferenças significativas, a escolha de um sistema de molde pode ser baseada noutros factores. O sistema accu-trac é consistentemente fácil de usar quando o molde de trabalho acabado tem de ser extraído do tabuleiro de moldes. A serragem das matrizes e o ato de recolocação das matrizes no tabuleiro também não é difícil. Tanto no sistema sterdo como no tricodent, é difícil serrar os moldes com uma serra de moldes convencional. O sistema sterdo resolve este problema fornecendo um acessório de serra eléctrica / máquina de corte.

Doughlass B. Roberts em 1992[9] recomendou um procedimento para fabricar restaurações provisórias indirectas utilizando um material de matriz de polivinil de viscosidade média.

Sreenivas Koka e L. micheam Linebaugh em 1993[29] conceberam uma técnica para reposicionar cotos no modelo de trabalho durante procedimentos de prótese fixa. São fabricadas coifas acrílicas para o coto mal relacionado e os cotos imediatamente adjacentes às coifas são colocados nos seus respectivos pilares intra-oralmente e relacionados entre si por meio de uma ponte acrílica que liga as três coifas. A pedra é removida à volta da cavilha do coto não relacionado. Os três cotos são colocados nas coifas e, em seguida, voltam a ser colocados no molde mestre, com cuidado para que nem a base do coto nem a cavilha exposta entrem em contacto com o molde mestre. A área à volta do cunho corrigido é fechada com cera de boxe e a nova pedra do cunho é vazada à volta da cavilha. A relação corrigida é verificada intra-oralmente com um composto de modelação / óxido de zinco eugenol.

Gérard Derrien e Gabriel Le Menn, em 1995[14] , realizaram um estudo sobre a avaliação da reprodução de detalhes de três materiais de moldes, utilizando a microscopia eletrónica de varrimento e a profilometria bidimensional. Os materiais estudados foram o Epoxy dent, a resina epoxy e a resina de poliuretano Steady-plast. Foi feita uma impressão em polivinil siloxano de um modelo de calibração em forma de disco, com ranhuras gravadas que variavam de 1 a 46 μm de profundidade. Os materiais da matriz foram vertidos na impressão de silicone do disco e depois examinados com um microscópio eletrónico de varrimento e um perfilómetro bidimensional. Os resultados revelaram que a pedra artificial não conseguia reproduzir detalhes inferiores a 20 μm devido ao tamanho da estrutura cristalina, enquanto a resina epóxi e a resina de poliuretano reproduziam com precisão detalhes de 1 a 2 microns.

J.L. Hochstedler e Ronald B. Elliott em 1995[21] descreveram um método para posicionar com precisão os moldes de substituição num molde de trabalho de prótese parcial fixa. Afirmaram que as impressões são frequentemente refeitas devido a detalhes insuficientes numa das muitas preparações. Estas impressões podem ser recuperadas com um procedimento de substituição de coto. Alguns procedimentos de transferência ou de substituição de cotos falham no posicionamento exato dos cotos; outros procedimentos envolvem muitos passos no fabrico de coifas.

J. Millar e M. Dunne em 1995[18] compararam o efeito de um agente tensioativo clínico e de um dos três agentes tensioactivos laboratoriais utilizados antes do vazamento de matrizes de materiais de impressão elastoméricos. Foi registado um total de 154 impressões. O tensioativo Hydro System foi utilizado antes do registo de 78 dessas impressões. Um total de 154 troquéis foram vazados com os tensioactivos Wax-mate e Tensilabor hydro system e examinados por um examinador que desconhecia qual o agente molhante utilizado. Seis moldes apresentavam defeitos grosseiros e foram rejeitados. Quando o tensioativo hydro system não foi utilizado durante o registo da impressão, não houve diferença significativa entre os tensioactivos hydro system (média de 10,2±8,8 espaços vazios, n 25), Wax-mate (média de 13,1±14,4 espaços vazios, n 25) e Tensilab (média de 14,9±11,6 espaços vazios, n 21) quando os troquéis foram vertidos. Quando o tensioativo Hydro System foi utilizado durante o registo da impressão, não houve diferença significativa entre o número de espaços vazios nos troquéis produzidos com os tensioactivos Hydro System (média de 3,8±3,9 espaços vazios, n 26), Wax-mate (3,9±3,3 espaços vazios, n 25), ou Tensilab (3,7±4,9 espaços vazios, n 26). No entanto, cada um dos grupos em que o tensioativo Hydro system foi utilizado antes da gravação da impressão resultou em troquéis com um número significativamente menor de espaços vazios do que quando não foi utilizado, independentemente do agente molhante de superfície utilizado no vazamento dos troquéis (p<0,05). Para reduzir o número de espaços vazios nos troquéis de laboratório, este estudo in vitro sugeriu a utilização de um tensioativo tópico antes do registo da impressão.

N.R. Chaffee, J.H. Bailey e D.J. Sherrard em 1997[38] efectuaram um estudo para avaliar a capacidade de um material de matriz de resina epoxídica e de um gesso dentário tipo IV para reproduzir dimensionalmente uma forma de arcada completa. Os resultados revelaram que a diferença na alteração relativa em duas dimensões foi estatisticamente significativa para o grupo da resina epoxi (p <0,05).

Juan Glen Serrano e Xavier lepe em 1998[15] efectuaram uma avaliação da precisão de quatro sistemas de matrizes amovíveis. Os sistemas avaliados são (Belle de St. Claire, pindex, DVA e sistema convencional de cavilha de latão). As impressões do modelo mestre são feitas com material de polivinil siloxano e são posteriormente fundidas com material de gesso tipo IV. É efectuada uma análise dimensional comparativa entre o modelo mestre e o molde sólido e seccionado, colocando o molde numa posição padronizada e fabricando uma base individual personalizada para cada molde. Os pontos de referência são medidos com um microscópio itinerante e através da rotação matemática dos moldes. As discrepâncias para além da expansão da pedra ou da libertação de tensão residual no momento da separação do molde devem-se à incapacidade de reposicionar com precisão o molde amovível do molde seccionado. São encontradas diferenças significativas entre os sistemas de ferramentas testados. Quando os moldes seccionados são comparados com o modelo mestre, a precisão de todos os quatro sistemas de moldes está dentro de 0,055 mm do modelo mestre.

Jack D. Gerrow e Richard B. Price, em 1998[23] , compararam a reprodução dos detalhes da superfície de 7 potenciais materiais de troquel flexível, quando usados em combinação com 7 materiais de impressão elastoméricos. Concluíram que o material de matriz Impregum F com o material de impressão Extrude Light produziu uma melhor reprodução dos detalhes da superfície do que as matrizes de controlo. As impressões de Impregum F foram incompatíveis com os materiais de impressão Blu-Mousse, Impregum F ou Imprint. Os moldes de polivinil siloxano eram incompatíveis com os moldes de polivinil siloxano, exceto se fosse utilizado um separador. Quando se utilizava um separador, a reprodução dos pormenores da superfície não era tão boa como a do sistema de cunho de controlo ou a combinação de material de impressão Extrude Light/material de cunho Impregum F.

Mohammed Aleem Abdullah 1998[37] efectuou um estudo para determinar se a frequência e a amplitude da vibração tinham algum efeito na formação de espaços vazios na superfície do molde vazado de polivinil siloxano com um vibrador de modelo mecânico. Neste estudo, as impressões foram vertidas em gesso dentário com um vibrador de modelo mecânico que foi definido com uma frequência de vibração de 3000 ciclos/min (baixa) e 6000 ciclos/min (alta) através de um botão. A amplitude da vibração é fornecida em 5 passos e permanece constante para o passo definido no instrumento. Foi preparado um total de 240 moldes. O vibrador foi colocado a baixa frequência e foram efectuadas 30 impressões para cada um dos 5 passos de amplitude. O vibrador foi então colocado a alta frequência e foram efectuadas 30 impressões para cada um dos 5 passos de amplitude. Os moldes resultantes foram examinados quanto à presença de vazios superficiais com uma ampliação de 10 ×. Concluíram que o uso de alta frequência de vibração 6000 ciclos/min e amplitude de 0,40 mm produziu significativamente menos vazios (P <.0001) em comparação com os passos 4 (0,45 mm) e 5 (0,80 mm) de amplitude.

Philip Duke et. al em 2000[41] efectuou um estudo das propriedades físicas do gesso tipo IV, dos materiais que contêm resina e dos materiais de matriz epóxi. Os resultados mostraram que todos os produtos de gesso se expandiram, enquanto o material de resina epóxi se contraiu durante a presa. A resina epóxi apresentou uma reprodução de pormenores, resistência à abrasão e resistência transversal muito melhores do que os materiais de gesso. Em geral, a resina epóxi apresentou as melhores propriedades dos materiais estudados.

Jacinthe M et al em 2000[22] realizaram um estudo sobre a precisão dimensional de um material de matriz de resina epóxi utilizando dois métodos de fixação e concluíram que retardar a reação de fixação de um material de matriz de resina epóxi melhorava a sua precisão. Os materiais de matriz de resina epóxi tiveram uma contração líquida, mas os materiais à base de gesso tiveram uma expansão líquida.

Flavio H. Rasetto e Carl F. Driscoll em 2000[11] tdescreveram uma técnica para fabricar um suporte simples e barato para matrizes a ser usado durante o processo de aplicação do espaçador de matrizes. Neste método, as matrizes com espaçador recém aplicado são colocadas no suporte enquanto o espaçador assenta. Isto elimina a contaminação da cera ou da argila que é frequentemente utilizada para segurar o coto durante este passo e diminui a possibilidade de contacto inadvertido durante o processo de secagem.

Richard B. Price e Jack D. Gerrow, em 2000[44] , realizaram um estudo sobre a adaptação da margem de inlays de compósito indirectos fabricados em moldes flexíveis. Este estudo comparou a adaptação da margem de inlays de compósito fabricados utilizando as seguintes 5 combinações de material de moldagem/matriz flexível; silicone de condensação/polivinil siloxano (CS/PVS), polivinil siloxano de viscosidade de lavagem/polivinil siloxano de viscosidade média ou pesada (PVS/PVS), moldagem hidrocolóide irreversível/polivinil siloxano de viscosidade média (IH/PVS), impressão de polivinil siloxano de viscosidade de lavagem/poliéter (PVS/PE), com inlays compostas feitas usando um sistema de controlo de uma impressão de polivinil siloxano de viscosidade de lavagem e um molde de gesso tipo IV. Concluíram que os inlays de compósito feitos nos moldes flexíveis CS/PVS, IH/PVS de viscosidade média, PVS de viscosidade de lavagem/PE e PVS de controlo de viscosidade de lavagem/estábulo tinham médias estatisticamente semelhantes (P = 0,05) de aberturas vestibulares, distais, gengivais e de margem média geral que eram ≤100 µm. Os inlays de compósito feitos em troquéis que eram feitos do mesmo tipo de material que o material de impressão (PVS/PVS) tinham aberturas médias de margem gengival >100 µm que eram significativamente maiores do que todos os outros sistemas testados (P =.05).

Linda J. Thornton em 2001[42] descreveu um procedimento simplificado para o fabrico de matrizes amovíveis. Este procedimento permite que as coroas sejam fabricadas com contactos adequados e ajustes mínimos.

Alvin G. Wee, Ansgar C. Cheng e Ryan N. Eskridge em 2002[52] efectuaram um estudo para comparar a precisão de moldes de implantes fabricados a partir de 3 sistemas de moldes concetualmente diferentes nas fases sólida, seccionada e repetida. Neste estudo, foram feitas trinta impressões de implantes de transferência direta do modelo mestre com um material de impressão de poliéter. Foram fabricados dez moldes de implantes experimentais para cada um dos 3 sistemas de moldes diferentes testados: double-pour (Pindex), base de plástico (DVA) e tabuleiro de moldes (KO Tray). Os moldes experimentais sólidos foram seccionados e depois removidos do sistema de matriz 30 vezes. As distâncias lineares entre as esferas de aço colocadas em cada réplica de pilar foram medidas com um microscópio de viagem para determinar a precisão dos moldes experimentais em diferentes fases. Os dados foram analisados com uma análise de variância de medidas repetidas (α=.05) e o teste post hoc Ryan-Einot-Gabriel-Welsch de alcance múltiplo (REGWQ). Concluíram que é recomendada a utilização de um sistema de matriz de base dupla ou de plástico quando são necessárias matrizes seccionadas para uma prótese retida multi-implante.

Jeffrey A. Ceyhan, Glen H. Johnson em 2003[26] efectuaram um estudo comparativo sobre a exatidão dos moldes de trabalho feitos a partir de impressões com moldeiras de dupla arcada de metal e plástico, para 2 viscosidades diferentes do material da moldeira de impressão e alterando o lado da impressão que foi vertido primeiro. Foram encontradas diferenças estatisticamente significativas com a seleção da viscosidade para as dimensões vestibulolingual e oclusogengival do molde de trabalho.

Paul W. Galitsiz em 2003[40] propôs um método para o fabrico simplificado de matrizes acrílicas. Neste método, utilizaram brocas dentárias de trinco redondo esterilizadas e descartadas com resina acrílica de polimerização automática, que estão facilmente disponíveis nos consultórios dentários. O desenho da cabeça da broca dentária é ideal para reter a resina acrílica dentro da coroa, enquanto que o eixo cónico e a porção da lingueta encaixam e retêm o gesso dentário.

Paolo Baldissara, Giulia Katsinas e Roberto Scotti em 2004[39] descreveram uma técnica para reforçar próteses parciais fixas provisórias. Neste método, hastes sólidas de carbono-epóxi foram moldadas e revestidas com resina opaca para as reforçar para restaurações PMMA de 3 ou mais unidades com pelo menos 1 pôntico. Devido à natureza rígida do material de carbono-epóxi pré-polimerizado, só podem ser fabricadas próteses parciais fixas rectas com esta técnica que permite o fabrico simplificado de restaurações reforçadas sem metal e com uma boa relação custo-benefício.

James L. Sheets e Terry M. Wilwerding em 2005[25] prepararam um limpador de canal de pino de matriz. Eles afirmaram que a recolocação de um molde depois de ter sido cortado, removido e aparado pode ser um problema se o material ficar alojado no canal do pino do molde. Por isso, eles recomendaram o uso de uma escova interdental para limpar o canal do coto. Esta técnica de limpeza é um método fiável para assegurar que os cotos assentam corretamente antes de montar e enviar o molde para o laboratório dentário.

Brian J. Kenyone Mark S. Hagge em 2005[5] efectuaram um estudo para comparar a precisão dimensional linear e as caraterísticas de manuseamento de 7 materiais de matriz. Concluíram que o gesso dentário impregnado de resina Tipo IV e os troquéis revestidos a cobre eram mais precisos em termos dimensionais do que os outros materiais de troquéis testados.

Anna Belsuzarri Olivera,e Tetsuo Saito em 2006 [2]realizaram um estudo para avaliar o efeito do espaçador de troquel na adaptação e retenção de coroas totais fundidas utilizando três cimentos diferentes. Nesse estudo, foram realizados preparos padronizados para restauração de coroas totais em 99 dentes molares extraídos, moldagens com poli(vinil siloxano) e confeção de troquéis. Os troquéis foram cobertos com quatro camadas de espaçador de troquéis utilizando três técnicas: (1) cobrindo a oclusal e 1/3 das superfícies axiais, (2) cobrindo a oclusal e 2/3 das superfícies axiais, e (3) cobrindo toda a preparação exceto os 0,5 mm apicais da preparação. As coroas metálicas completas foram fundidas utilizando a liga Pors-on 4. As coroas foram então atribuídas a um de três grupos de agentes de cimentação: cimento de ionómero de vidro modificado por resina, cimento de resina ou cimento de fosfato de zinco. As peças fundidas foram colocadas nos respectivos dentes e a abertura marginal foi registada por dois métodos: 72 espécimes foram examinados antes e depois da cimentação utilizando microscopia ótica com uma resolução de 0,001 mm e 27 espécimes foram examinados após a cimentação com microscopia eletrónica de varrimento. Após a cimentação, os dentes foram submetidos a uma termociclagem durante 700 ciclos entre 5°C e 55°C. A resistência à tração foi medida numa máquina de ensaios universal com uma velocidade de cruzamento de 0,5 mm/min. Os dados obtidos para o encaixe foram registados em milímetros e os dados para a resistência à tração foram registados em KgF. A análise estatística foi realizada por meio de análise de variância e teste post hoc de Tukey (p<0,05). Concluíram que o aumento da área da superfície do troquel coberta com espaçador melhorou a adaptação da restauração fundida. Após a cimentação, o ionómero de vidro modificado por resina apresentou melhor adaptação; no entanto, a microscopia ótica e a microscopia de varrimento correlacionam-se bem. O cimento resinoso apresentou a maior resistência às forças de tração.

MATERIAIS UTILIZADOS PARA O FABRICO DE MATRIZES

1. Produtos de gesso - Pedra Dentária Tipo IV

   Pedra dentária tipo V

2. Pedra matriz - Combinação de investimentos

3. Cunhos e matrizes electroformados - revestidos a prata

   Cobreado

4. Resinas epoxídicas

5. Poliuretano

Materiais alternativos para matrizes

6. Cimento de silicofosfato

7. amálgama

8. matrizes metálicas pulverizadas

9. materiais para matrizes cerâmicas

10. materiais flexíveis para matrizes

Avanços recentes

Modelo e matrizes assistidos por computador - matrizes virtuais

Produtos de gesso

Norma internacional ISO 6873:1998 "Produtos de gesso dentário"
Esta norma identifica cinco tipos de materiais.

TIPOS DE PRODUTOS DE GESSO :

Gesso de impressão [Tipo I]: Utilizado para fazer réplicas dos tecidos moles aquando da confeção de próteses.

Gesso de montagem [Tipo II]: utilizado para montar moldes num articulador e fazer moldes de estruturas orais quando a resistência não é uma consideração importante. Tanto o Tipo I como o Tipo II são gesso branco [gesso de Paris].

Pedras dentárias [Tipo III]: São produtos utilizados para fazer moldes de cor amarela utilizados como modelos dos tecidos duros e moles da boca.

Pedra dentária de alta resistência [Tipo IV] e

Pedra dentária, alta resistência, alta expansão [Tipo V]

Estas pedras especiais são muito mais duras e densas do que as pedras normais. Em geral, são utilizadas quando é exigida uma extrema precisão nos modelos, como nos moldes utilizados para fazer coroas, pontes e estruturas para próteses.

PRODUÇÃO DE PEDRA:

Os produtos de gesso e pedra são produzidos através da calcinação do sulfato de cálcio di-hidratado ou gesso. O gesso é moído e submetido a temperaturas de 110^0 a 120^0 c para expulsar parte da água de cristalização e é convertido em sulfato de cálcio hemihidratado[CaS04 .1/2 H2O]. :

O principal constituinte dos produtos à base de gesso, tais como rebocos e pedras dentárias, é o sulfato de cálcio hemihidratado. Dependendo do método de calcinação, podem ser obtidas diferentes formas de hemihidrato.

α   hemihidrato

α -hemihidrato modificado

β -hemihidrato

As diferenças entre os hemi-hidratos alfa e beta resultam de diferenças no tamanho do cristal, na área de superfície e no grau de perfeição da rede. O α-hemihidrato é chamado de pedra artificial, pedra de morrer ou pedra melhorada e requer muito menos água quando é misturado do que o β-hemihidrato.

As partículas de β-hemihidrato absorvem mais água porque os cristais têm uma forma mais irregular e são de carácter poroso. A forma beta, conhecida como gesso dentário, consiste em partículas de cristais ortorrômbicos de forma irregular com poros capilares.

A forma alfa consiste em partículas cristalinas mais pequenas, de forma regular, sob a forma de varetas ou prismas. O hemihidrato alfa modificado é produzido por ebulição do gesso numa solução aquosa a 30% de cloreto de cálcio e cloreto de magnésio. Este processo produz as partículas de pó mais lisas e densas dos três tipos, e o pó é utilizado principalmente para moldes.

A quantidade de água de amassadura necessária depende de

Tamanho das partículas

Superfície total

Distribuição do tamanho das partículas

Adesão entre as partículas

A trituração das partículas após a preparação do hemi-hidrato pode eliminar os cristais em forma de agulha e proporcionar melhores caraterísticas de empacotamento. Assim, reduz-se a quantidade de água de mistura necessária. A adesão entre as partículas de hemi-hidrato é também um fator na determinação da quantidade de água necessária para produzir um produto que possa ser vertido. Pequenas quantidades de materiais activos de superfície, como a goma arábica e o carbonato de cálcio, adicionados ao hemi-hidrato podem reduzir as necessidades de água do gesso e da pedra dentária.

REACÇÕES DE FIXAÇÃO:-

A reação de endurecimento do gesso ocorre por dissolução do sulfato de cálcio hemihidratado, formação de uma solução saturada de sulfato de cálcio, agregação do sulfato de cálcio di-hidratado menos solúvel e precipitação de cristais de sulfato di-hidratado. A cristalização do sulfato de cálcio di-hidratado ocorre enquanto a maioria das partículas restantes de hemi-hidrato se dissolvem. O hemihidrato é quatro vezes mais solúvel em água do que o dihidrato à temperatura ambiente (20°c).

As reacções de fixação podem ser entendidas da seguinte forma:

Quando o hemi-hidrato é misturado com água, forma-se uma suspensão fluida e trabalhável. O hemi-hidrato dissolve-se até formar uma solução saturada. Esta solução saturada de hemihidrato, supersaturada em di-hidrato, precipita o di-hidrato. À medida que o di-hidrato se precipita, a solução deixa de estar saturada com o hemi-hidrato e continua a dissolver-se. A dissolução do hemi-hidrato e a precipitação do di-hidrato ocorre à medida que se formam novos cristais ou que se verifica um crescimento adicional nos cristais já existentes. A reação é contínua e continua até que nenhum di-hidrato se precipite da solução. A anidrite não se forma em meio aquoso.

À medida que a quantidade de gesso aumenta durante o período de presa, a massa torna-se mais espessa devido à formação de cristais em forma de agulha. Quando se utiliza uma relação W/P mais baixa, os cristais crescem e, através do intercrescimento, formam uma massa sólida forte. Com uma relação W/P próxima do limite teórico de 0,18, alguns dos cristais hemihidratados não se dissolvem completamente, mas hidratam e ainda tendem a endurecer a estrutura.

PEDRA DENTÁRIA TIPO IV

Trata-se de uma pedra dentária de alta resistência.

Os principais requisitos para uma pedra de matriz são

    Força

    Dureza

    Resistência à abrasão

    Expansão da regulação mínima

Para obter estas propriedades, deve utilizar-se um α-hemihidrato do tipo "densite", cujas partículas de forma cuboidal e a área de superfície reduzida produzem estas propriedades. A reprodução dos pormenores da superfície é aceitável com produtos de gesso de tipo IV e tipo V. Os materiais são capazes de reproduzir uma linha de 20µm de largura, tal como prescrito na especificação A.D.A. n.º 19. É necessária uma superfície dura para uma pedra de matriz porque a preparação da cavidade é preenchida com cera que é esculpida ao nível das margens da matriz.

Para o efeito, é utilizado um instrumento afiado, pelo que a pedra deve ser resistente à abrasão. Uma vez que a superfície seca mais rapidamente, a dureza da superfície aumenta mais rapidamente do que a resistência à compressão. Embora a superfície da pedra do tipo IV seja mais dura, é necessário ter cuidado quando o padrão está a ser esculpido. Foi recomendado esperar 12-24 horas para evitar a fratura da pedra durante a remoção da pedra dentária tipo IV de alta resistência.

PEDRA DENTÁRIA TIPO V, ALTA RESISTÊNCIA, ALTA EXPANSÃO:

O produto de gesso pedra dentária tipo V apresenta uma resistência à compressão ainda mais elevada do que a pedra dentária tipo IV. Para além disso, a expansão de presa foi aumentada de um máximo de 0,10% para 0,30%. Isto deve-se ao facto de certas ligas mais recentes, como as ligas de metais de base, terem uma maior retração de fundição do que as ligas de metais nobres.

Assim, é necessária uma maior expansão na pedra utilizada para o molde para ajudar a compensar a contração da solidificação da liga. A pedra tipo V é indicada quando uma expansão inadequada pode ter sido alcançada durante o fabrico de coroas fundidas. Deve ser evitada na produção de matrizes para inlays, uma vez que a expansão mais elevada pode levar a encaixes inaceitavelmente apertados.

Vantagens das pedras de tipo IV e tipo V :

São relativamente baratos

Fácil de utilizar

Compatível com todos os materiais de impressão

Desvantagens da matriz de gesso de tipo IV

Suscetibilidade à abrasão durante a escultura do modelo em cera.

Produtos especiais de gesso;

Desde 1991, foi introduzida uma pletora de novas pedras dentárias. Um tipo é extremamente rápido e está pronto a usar em 5 minutos, mas tem pouco tempo de trabalho. Outro produto muda de cor para ajudar a indicar quando está pronto a usar.   Mais recentemente, outra tendência é a adição de uma pequena quantidade de plástico ou resina, que reduz a fragilidade e melhora a resistência à abrasão durante a escultura de padrões de cera. Normalmente, na produção de produtos de gesso, quando se melhora uma caraterística, sacrifica-se outra. Uma presa mais rápida pode ser aceite em troca de menos tempo de trabalho.

Pode ganhar-se uma maior resistência ao entalhe em troca de uma maior dificuldade de manipulação e de uma diminuição da reprodução de pormenores

Comparação das propriedades dos tipos IV e V

	Rácio água-pó	Tempo de definição	Definição da expansão	Resistência à compressão
Tipo IV	0.22- 0.24	12±4 min	0.10	5000 psi
Tipo V	0.18- 0.22	12±4 min	0.30	7000 psi

COMBINAÇÃO DE INVESTIMENTO EM PEDRA DE MORRER:

Foi desenvolvida uma técnica em que o material do molde e o meio de revestimento têm uma composição comparável: um material comercial ligado ao gesso, chamado despojamento, é misturado com um líquido de sílica coloidal. O molde é fabricado a partir desta mistura e o padrão de cera é então construído sobre ele; em seguida, todo o conjunto [molde e padrão] é revestido numa mistura de despojamento e água, eliminando assim a possibilidade de distorção do padrão aquando da remoção do molde ou durante a fixação do revestimento.

Quando é aquecido a 677°C, a expansão de ajuste do material é de 0,9% e a expansão térmica é de 0,6%, porque o desinvestimento é um material ligado ao gesso, não é recomendado para ligas de alta fusão que são utilizadas para restaurações metalo-cerâmicas, mas é uma técnica altamente precisa para utilização com ligas de ouro convencionais, especialmente para preparações extra-coronárias.

Fosfato de desinvestimento recomendado para ligas de alta fusão.

MATRIZES ELECTROFORMADAS:

Para além das resinas, a galvanoplastia pode ser utilizada para ultrapassar a fraca resistência do gesso. As matrizes metálicas que são produzidas quando um material de impressão é galvanizado têm uma resistência moderadamente elevada, uma dureza adequada e uma excelente resistência à abrasão.

A reprodução de detalhes de uma linha de 4µ-m ou menos é facilmente alcançável num molde galvanizado quando se utiliza um material de impressão elastomérico não aquoso.

Cunhos e matrizes prateados: (revestimento prateado)

Os troquéis compostos revestidos a cobre começaram no início dos anos 30 e os troquéis revestidos a prata tornaram-se mais populares nos anos posteriores. Os materiais de impressão de polissulfureto e silicone podem ser revestidos a prata.

Composição da solução para o banho de formação de prata

Ingredientes Quantidade

Ingredientes	Quantidade
Cianeto de prata	36gms
Cianeto de potássio	60g
Corbonato de potássio	45g
Água (destilada)	1000ml

Existem vários agentes metalizantes disponíveis, incluindo pó bronzeador e suspensões aquosas de pó de prata e grafite em pó. O banho de galvanoplastia é uma solução de cianeto de prata. A deposição química da prata a partir de uma solução de nitrato de prata pode ser utilizada se for necessária uma maior reprodução dos pormenores da superfície. O teor de ácido aumenta o poder de lançamento, um termo que se refere à penetração da corrente numa estrutura côncava, tal como uma impressão para uma coroa completa.

É feito um contacto elétrico com a superfície metalizada da impressão, que é o cátodo no banho de galvanoplastia. Uma placa de prata é utilizada como ânodo. É aplicada uma corrente contínua durante cerca de 10 horas. Os troquéis electroformados feitos de impressões de borracha de polissulfureto são clinicamente aceitáveis quando se utiliza um banho de cianeto de prata, mas são geralmente ligeiramente menos precisos do que um troquel de pedra adequadamente construído. Quando a pedra endurece. O material de impressão é então removido para obter um coto com maior dureza superficial e resistência à abrasão. O coto é preparado da forma habitual e as margens do coto são aparadas com um disco de acabamento.

CUNHOS E CORTANTES DE COBRE :

As matrizes metálicas podem ser fabricadas com um composto de revestimento de cobre ou silício, sendo estas matrizes resistentes e com boas caraterísticas de resistência, e as restaurações de incrustações metálicas podem ser acabadas e polidas nestas matrizes.

Composição da solução para o banho de formação de cobre

Ingredientes   **Quantidade**

Sulfato de cobre 200 gms

Ácido sulfúrico (conc) 30 ml

Ácido fenossulfónico 2 ml

Água (destilada) 1000 ml

A superfície da impressão é revestida com partículas finas de cobre ou de grafite para as tornar condutoras de eletricidade. A impressão revestida é transformada no cátodo de um banho de revestimento, com um ânodo de cobre. O eletrólito é uma solução ácida de sulfato de cobre juntamente com constituintes orgânicos. É passada uma corrente que provoca a dissolução lenta do ânodo e o movimento dos iões de cobre do ânodo para o cátodo, galvanizando assim a impressão. Cerca de 15mA é uma corrente adequada para iniciar o revestimento de uma impressão num único dente. Quando uma fina camada de cobre tiver coberto toda a superfície da impressão, a corrente pode ser aumentada até duas ou três vezes a corrente inicial. A metalização é deixada a decorrer durante 12 a 15 horas. O gesso dentário é então moldado na impressão galvanizada; quando o gesso tiver assentado, o molde coberto de metal pode ser removido da impressão. De outro modo, a distorção do metal irá, subsequentemente, provocar tensões na impressão. O tempo necessário para produzir uma película coesa de metal (normalmente 8 horas) é suficiente para o desenvolvimento de alterações dimensionais na impressão. As impressões de poliéter, devido à sua natureza hidrofílica, absorvem água e ficam distorcidas. Por conseguinte, não podem ser galvanizadas com exatidão.

Resinas epoxídicas

As resinas são utilizadas como materiais de matriz para ultrapassar a baixa resistência e a resistência à abrasão das pedras de matriz. O material de matriz de resina mais disponível é a resina epóxi, mas o poliuretano também é utilizado.

Até há pouco tempo, os materiais epóxi eram fornecidos sob a forma de uma pasta à qual era adicionado um ativador líquido para iniciar o endurecimento. Uma vez que os activadores são tóxicos, não devem entrar em contacto com a pele durante a mistura e a manipulação do material não endurecido

Ocorreu uma contração de 0,1% durante o endurecimento, que pode demorar até 24 horas. A resina endurecida é mais resistente à abrasão e mais forte do que um molde de pedra de alta resistência.

A pasta viscosa não é tão facilmente introduzida nos detalhes de uma impressão grande como a pedra dentária de alta resistência.

A resina epóxi encontra-se num cartucho e o catalisador no outro. Forçando as duas pastas através da ponta de mistura estática, mistura-se completamente o material epóxi, que pode ser injetado diretamente numa impressão de borracha. As resinas epoxídicas não podem ser utilizadas com materiais de impressão de ágar e alginato que contenham água, porque a água retarda a polimerização da resina, pelo que estão limitadas à utilização com materiais de impressão de borracha.

Tempo de trabalho	- 15 min
Tempo de regulação	_ 1-12 horas
	(consoante o produto)
Encolhimento	_ 0.03%-0.3%
Resistência à compressão	_ 9500-14200psi
Dureza	_ 83Rhn

Vantagens:

Pode ser curado à temperatura ambiente sem equipamento dispendioso ou complicado.

> A sua resistência à abrasão é muitas vezes superior à dos produtos de gesso.

> Alta resistência.

> Adequado para o fabrico de matrizes de precisão. A reprodução de pormenores é melhor do que a pedra de matriz

> Por conseguinte, as próteses fabricadas em moldes de resina ajustam-se mais firmemente do que as fabricadas em gesso.

> São obtidos bons resultados com silicone e poliéter

Desvantagens:

> Sofre uma contração durante a polimerização.

> A quantidade de retração é aproximadamente igual à expansão com gesso.

> É mais expansivo do que o gesso.

> Não é compatível com materiais de impressão como o polissulfureto e o hidrocolóide.

Poliuretano

Estas resinas, comparadas com as resinas epoxídicas, eram pouco expansivas e fáceis de manipular. As resinas de poliuretano não preenchidas demonstraram uma contração considerável durante a polimerização, mas estes materiais pareciam depois inchar ligeiramente. As preparações dentárias longas e estreitas devem ser reproduzidas com materiais de moldagem de trabalho de alta resistência transversal para evitar fracturas; assim, as resinas de poliuretano preenchidas podem ser indicadas para estas condições.

Cimento de silicofosfato:

Isto é semelhante ao material de enchimento e cimentação.

Vantagem :

Mais duro do que o material de matriz.

Desvantagem:

-Encolhimento durante a colocação.

-Perda de água ao ficar de pé.

Amálgama:

Vantagem:

➢ Produz um molde duro

➢ Reproduz pormenores finos e margens nítidas.

Desvantagens:

➢ Só pode ser embalado numa impressão rígida.

➢ Tempo longo para atingir a dureza máxima.

➢ A elevada condutividade térmica pode, por conseguinte, arrefecer rapidamente um molde de cera, o que pode levar à distorção do molde. Esta situação pode ser ultrapassada aquecendo o molde, sendo necessário um agente separador, tal como acontece com os moldes de pedra.

Matrizes metálicas pulverizadas:

Uma liga de bismuto-estanho, que funde a 138^0 c, pode ser pulverizada diretamente sobre uma impressão para formar um invólucro metálico, que pode depois ser preenchido com pedra dentária.

Vantagem

Um molde revestido de metal pode ser obtido rapidamente a partir de materiais de impressão elastoméricos.

Desvantagem

A liga é bastante macia, pelo que é necessário ter cuidado para evitar a abrasão da matriz.

Materiais de matriz cerâmica:

Estão disponíveis dois materiais de matriz cerâmica

Um material para a produção de matrizes nas quais as restaurações de porcelana devem ser fabricadas, sem a utilização de uma matriz de folha de platina. Para formar os troquéis, é necessário um aquecimento superior a 1000 c. ^{0}

Um material cerâmico, fornecido sob a forma de pó e líquido, e misturado até obter uma consistência semelhante a uma massa. Após 1 hora, o material é retirado da impressão e cozido a 600^0 c durante 8 minutos para produzir um molde duro e forte.

Material flexível da matriz :

- Semelhante ao material de impressão de silicone ou poliéter.

- Utilizado para fazer restaurações provisórias ou inlays indirectos de resina composta.

- Por exemplo, material de impressão de polivinil de viscosidade média

Vantagens:

Fixação mais rápida

Facilidade de remoção de provisórios ou incrustações

Desvantagens:

Caro

MORRE

A reprodução positiva de um dente preparado numa substância adequada.

Importância das matrizes no fabrico de FPD

O fabrico intra-oral da prótese e das restaurações extra-coronárias é praticamente impossível em quase todos os casos. Por isso, o fabrico de padrões de cera e, consequentemente, da prótese é feito pela técnica indireta no laboratório. Esta técnica indireta requer uma reprodução exacta dos dentes preparados, dos tecidos duros e moles circundantes e dos dentes opostos. A captura das informações necessárias e a sua transferência para o laboratório é efectuada através do sistema de fundição e matriz.

O molde dentário, que contém todas as informações necessárias sobre os dentes preparados e os tecidos adjacentes, pode ser insuficiente para o fabrico do molde em cera devido à incapacidade de visualizar e terminar o molde nas áreas inacessíveis do dente preparado no molde (como se mostra na figura 1). Por conseguinte, um molde, que é a réplica positiva do dente preparado individual, é essencial para facilitar o manuseamento e o fabrico do padrão de cera (figura 2). Um molde também ajuda a contornar corretamente as áreas proximais e a estabelecer o contacto com o dente adjacente.

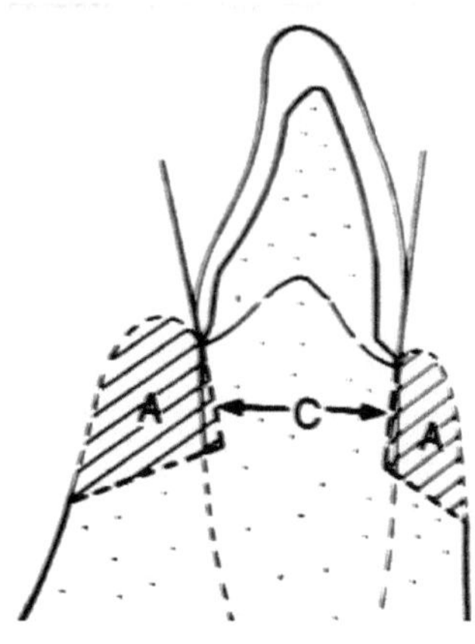 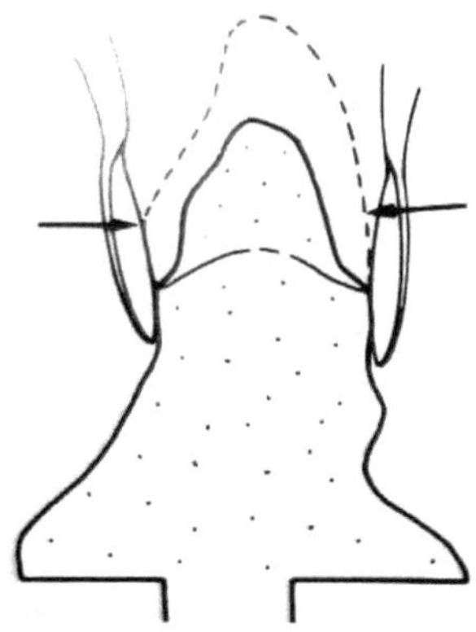

Fig 1: Elenco com
zonas inacessíveis

Fig 2 : Uma matriz permite
um acesso fácil

Pré-requisitos:

Existem alguns requisitos ideais que têm de ser cumpridos por qualquer sistema de molde e matriz, de modo a ajudar eficazmente no fabrico da prótese através da técnica indireta. Embora os defeitos menores possam ser aceitáveis com base na sua extensão e localização, um molde ou matriz tem de reproduzir todos os detalhes presentes nos tecidos orais que são captados na impressão.

Requisitos de um molde:

✓ Um molde deve reproduzir exatamente as superfícies dentárias preparadas e não preparadas.

✓ Todas as superfícies dos dentes envolvidas na orientação anterior e a superfície oclusal dos dentes devem ser reproduzidas para permitir uma articulação precisa.

✓ Deve estar presente uma reprodução relevante dos tecidos moles.

✓ O molde deve estar isento de vazios/bolhas.

Requisitos de um dado:

✓ O coto deve reproduzir exatamente a superfície dentária preparada.

✓ A superfície não preparada do dente imediatamente cervical à linha de acabamento deve ser facilmente discernível com 0,5 a 1 mm visível.

✓ Deve estar disponível um acesso adequado às margens da preparação dentária.

✓ Um cunho deve estar isento de vazios/bolhas.

FABRICO DE MATRIZES

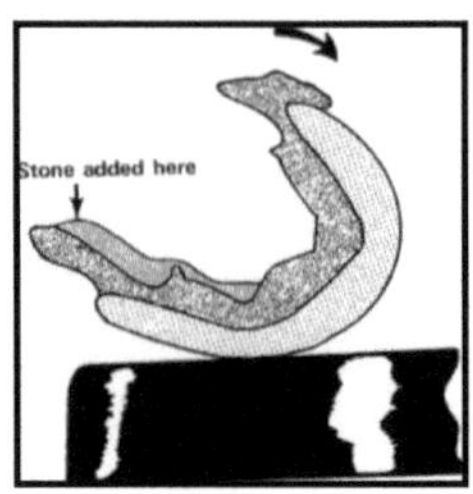

Figura 3

O molde e a fundição devem ter uma superfície suficientemente dura para evitar a abrasão da superfície quando o padrão de cera é fabricado. Por conseguinte, deve ser utilizada uma das pedras de alta resistência do tipo IV ou de alta resistência e alta expansão do tipo V para fabricar o molde. Uma impressão deve ser lavada com água fria corrente da torneira, para remover a mucosa e a saliva que a possam cobrir, antes de a desinfetar com uma solução adequada. Misturar a água e o gesso à mão com a espátula até que o pó esteja completamente húmido.

Utilizar um pequeno instrumento para transportar o gesso para a impressão do dente preparado. Colocar uma pequena quantidade de gesso no lado da impressão acima da preparação e vibrar até o gesso atingir o "fundo" da preparação.

Inclinar a impressão de modo a que a pedra flua lentamente através do "fundo" da preparação, deslocando o ar à medida que se move. Adicionar o gesso em pequenos incrementos. Se for largada uma grande quantidade de gesso na área de preparação, o ar ficará preso e o molde ficará vazio. Continue a adicionar pedra em pequenos incrementos a partir do ponto original para que a preparação seja preenchida de baixo para cima. Depois de a preparação ter sido preenchida, deitar gesso no dente de cada lado da impressão.

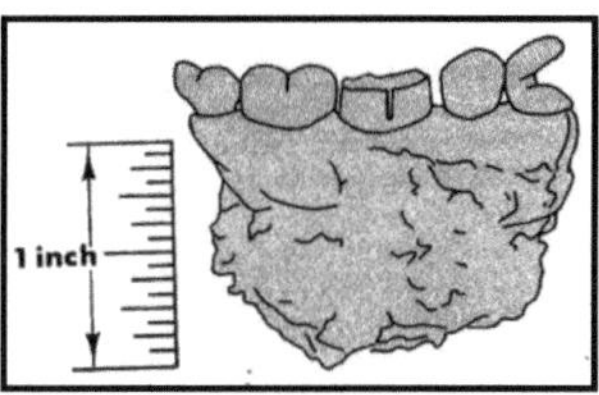

Fig. 4

Construir a pedra até uma altura de aproximadamente 1,0 polegada sobre a preparação para permitir uma pega adequada no molde (Fig. 4).

Para efetuar uma moldagem de arcada completa, colocar a moldeira no vibrador. Não a coloque sobre o material de moldagem. Adicionar um pequeno incremento de gesso na área mais distal de um lado da impressão.

Levantar lentamente a extremidade distal da moldeira de modo a que o gesso se mova mesialmente, fluindo de dente para dente e preenchendo a impressão de cada dente a partir do fundo. Ao inclinar a moldeira em diferentes direcções, o fluxo de gesso pode ser controlado de modo a que o ar não fique retido.

Adicionar o gesso e vibrar até que todos os dentes da arcada estejam preenchidos. Se a impressão que está a ser vazada for da arcada mandibular, colocar a impressão no tampo da bancada e preencher o espaço lingual aberto com uma toalha de papel molhada. Isto permitirá que seja vazada uma base completa.

Não inverter a impressão antes de ter ocorrido a presa inicial. Deixar a impressão vertida assentar durante, pelo menos, uma hora. Não separar o molde da impressão nem começar a preparar os troquéis antes de ter decorrido uma hora. Se a impressão for hidrocolóide, deve ser colocada num humidificador durante este período.

Preparação da matriz

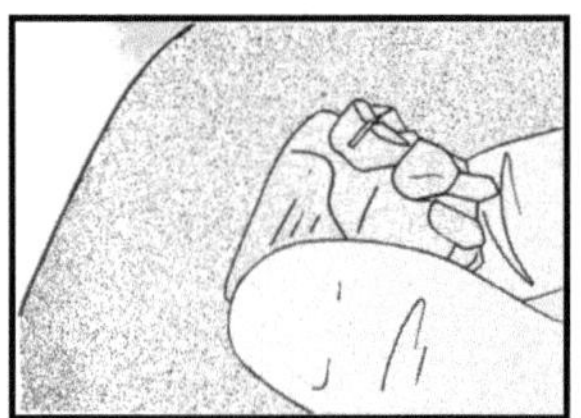

Fig. 5

Separar cuidadosamente o molde vazado da impressão. Um material como o super-sep pode ser colado na superfície dos dentes preparados no molde para proteger contra a erosão da superfície ou ataque quando os moldes são aparados. Humedecer bem o molde antes de aparar o excesso de gesso dos moldes de trabalho no aparador de modelos. Não deve haver pedra a duplicar os tecidos moles na área periférica para além da gengiva deixada no molde (Fig. 5).

Cortar o molde a partir do qual o molde é feito numa máquina de cortar modelos para remover todo o excesso de pedra à volta do dente preparado. Segurar o molde pela base enquanto o corta para formar uma pega no molde. Se o molde for segurado pela parte de preparação enquanto a pega está a ser aparada, o molde pode ficar gasto ou lascado, resultando numa fundição mal ajustada mais tarde.

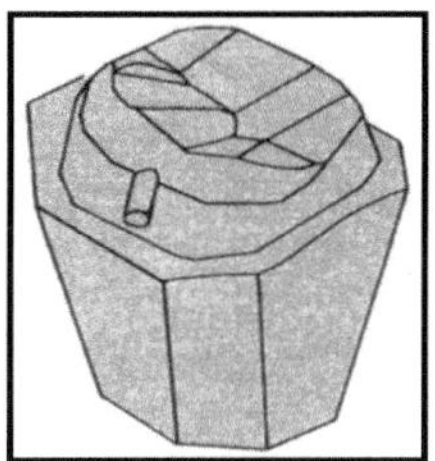

Fig. 6

O cabo do cunho deve ter um diâmetro ligeiramente superior ao da preparação e uma secção transversal octogonal. Os seus lados devem ser paralelos ou ligeiramente afunilados em direção à base. O cabo deve ser paralelo ao longo eixo do dente. Se o cabo for feito em ângulo com o longo eixo do preparo dentário, será mais difícil adaptar as margens do molde de cera (Fig. 6).

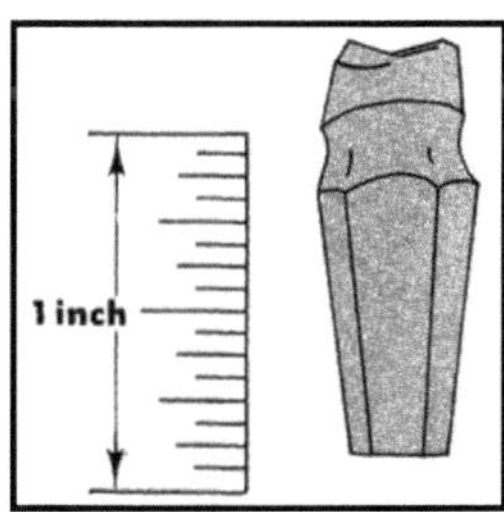

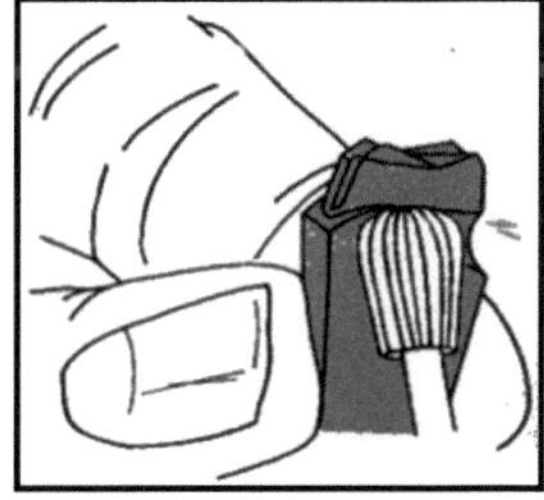

Fig. 7

O cabo deve ter aproximadamente 1,0 polegada de comprimento; se for mais curto, será difícil segurá-lo quando o padrão de cera estiver sobre ele (Fig. 7).

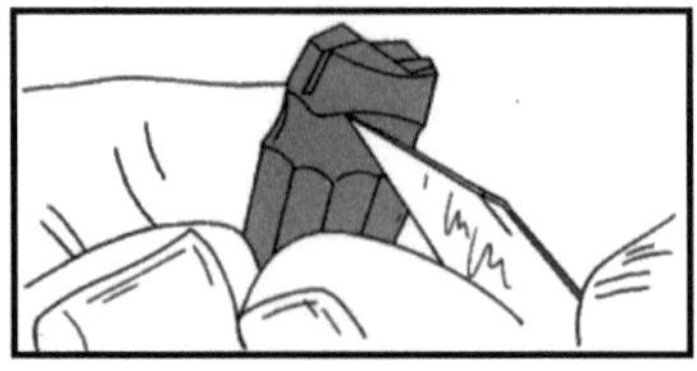

Fig. 8

Utilizar uma broca acrílica em forma de pera para aparar o coto apicalmente à linha de acabamento da preparação. Começar por aparar o coto com uma lâmina nº 25 afiada (Fig. 8).

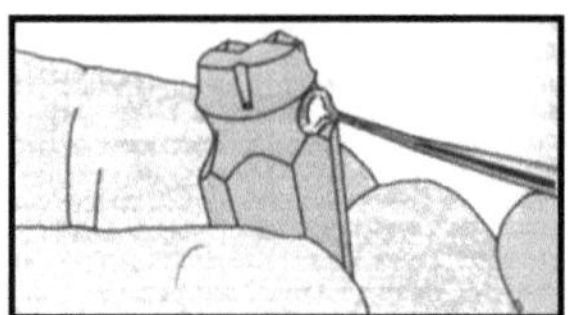

Fig. 9

A área apical à linha de acabamento deve ser lisa e libertada com a extremidade discoide de um escultor Tanner. As irregularidades na pedra produzirão ondulações na cera quando o instrumento de acabamento da margem sobe e desce ao ser guiado sobre esses pontos ásperos na pedra (Fig. 9).

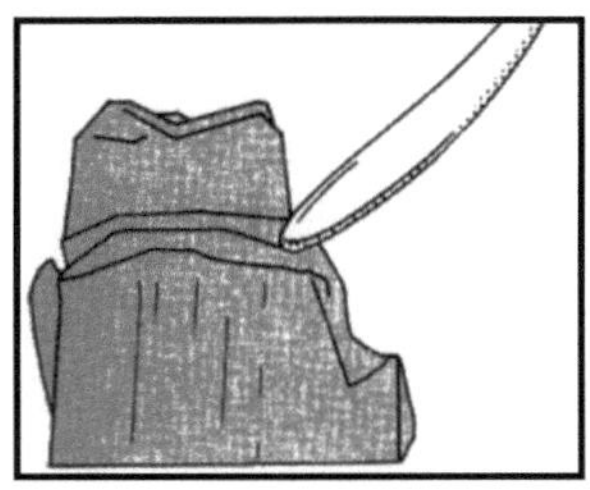

Fig. 10

Também deve haver um acesso adequado para apoiar um polidor nesta parte do cunho de pedra onde as margens são acabadas (Fig. 10).

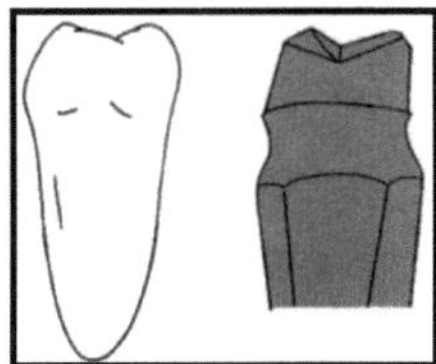

Fig. 11

O contorno do coto "apical" à linha de acabamento deve aproximar-se do contorno da raiz para facilitar bons contornos axiais na restauração acabada (Fig. 11).

MATRIZES ELECTROFORMADAS

As matrizes metálicas produzidas a partir de material de impressão galvanizado têm uma elevada força, dureza e resistência à abrasão. O primeiro passo no procedimento consiste em tratar a superfície do material de impressão de modo a que conduza eletricidade. Este processo é designado por metalização. Neste processo, uma fina camada de metal, como a prata, é depositada na superfície do material de impressão. Esta camada de metal determina, em grande parte, o carácter da superfície do molde acabado. Estão disponíveis vários agentes de metalização, incluindo pó bronzeador e suspensão aquosa de pó de prata e grafite em pó. Estes agentes podem ser polidos na superfície da impressão com um pincel de pelo de camelo.

O próprio banho de galvanoplastia é essencialmente uma solução de cianeto de prata. Deve ter-se o cuidado de evitar a adição de ácidos às soluções de cianeto, o que pode provocar a libertação de vapores de cianeto, um gás de "câmara mortuária". A deposição química de prata a partir de uma solução de nitrato de prata pode ser utilizada se se pretender uma maior reprodução dos pormenores da superfície.

No processo de prateação, quanto maior for a concentração de prata no banho, mais rapidamente a prata é depositada. O teor de ácido aumenta o poder de lançamento, um termo que se refere à penetração iónica do campo elétrico numa estrutura côncava, tal como uma impressão para uma coroa total. As impressões dos dentes têm geralmente paredes com grande profundidade relativamente à localização da área oclusal. Por conseguinte, é desejável uma quantidade considerável de potência de projeção.

É feito um contacto elétrico com a superfície metalizada da impressão, que é o cátodo no banho de galvanoplastia. Uma placa de prata é utilizada como ânodo. É aplicada uma corrente contínua durante aproximadamente 10 horas.

As impressões de hidrocolóides são difíceis de electrodepositar. As matrizes electroformadas feitas a partir de impressões de borracha de polissulfureto são clinicamente aceitáveis quando é utilizado um banho de cianeto de prata.

A impressão de borracha de polissulfureto é cuidadosamente limpa e seca. De seguida, é metalizada com um pó fino de prata. Embora possam ser utilizados outros agentes metalizantes, o pó de prata resulta numa superfície superior nos moldes electroformados.

Utiliza-se um ânodo de prata pura com pelo menos o dobro do tamanho da área a ser galvanizada e a galvanoplastia é realizada como anteriormente durante aproximadamente 10 horas, utilizando 5 a 10 ma/cm^2 da superfície do cátodo.

A impressão que contém a superfície do molde electroformado é então preenchida com gesso dentário. Quando o gesso endurece, fica mecanicamente preso ao interior rugoso do invólucro metálico electroformado. O material de impressão é então removido para obter um coto com maior dureza superficial e resistência à abrasão do que um coto de gesso. O modelo e o molde são preparados da forma habitual e as margens do molde são aparadas com um disco de acabamento.

SISTEMAS DE MERGULHO

CAVILHA RECTA

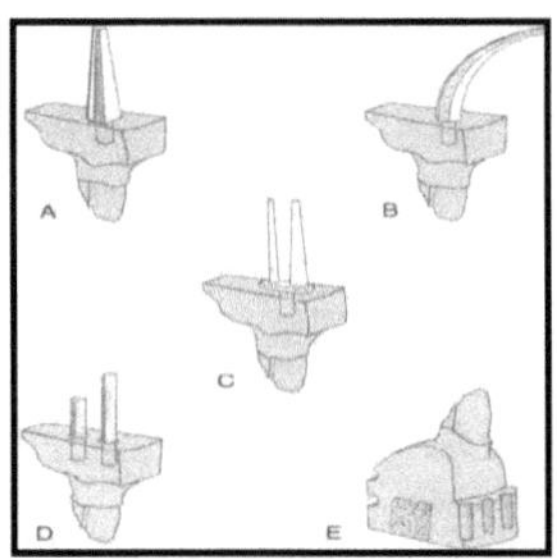

Fig. 12

Este método de orientação dos cotos é utilizado há vários anos e a maioria dos sistemas de cavilhas são modificações do mesmo. Um pino de cavilha é posicionado sobre cada dente preparado na impressão. A colocação exacta das cavilhas pode ser um problema. Se as cavilhas forem posicionadas com precisão, podem colidir com as margens, enfraquecer o coto ou impedir que o coto seja facilmente removido do molde. Marcar a localização desejada da cavilha na periferia da impressão e, em seguida, colocar a cavilha à mão livre depois de a pedra ter sido vazada, pode resultar no assentamento da cavilha na pedra. É possível efetuar uma colocação mais precisa e consistente posicionando previamente a cavilha e estabilizando-a no lugar antes de o gesso ser vertido nas impressões (Fig. 12).

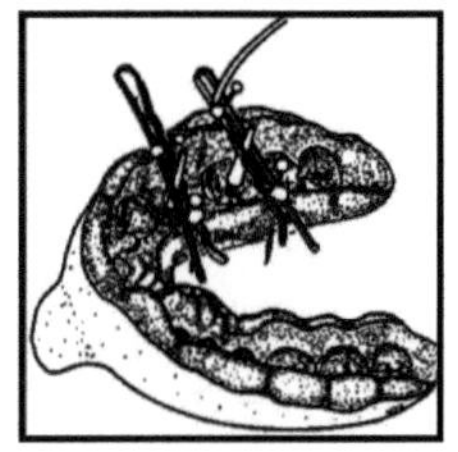

Fig. 13

Vários objectos encontrados num laboratório de prótese dentária são normalmente utilizados para orientar as cavilhas: como agulhas anestésicas, clipes de papel, alfinetes e fósforos (Fig. 13).

Colocar uma cavilha entre os braços de um alfinete de peito, com o lado redondo da cavilha numa das ondulações e o lado plano da cavilha contra o braço plano do alfinete de peito. Em seguida, posicione o alfinete de peito bucolingualmente sobre a impressão, de modo a que o alfinete de peito fique centrado diretamente sobre a preparação.

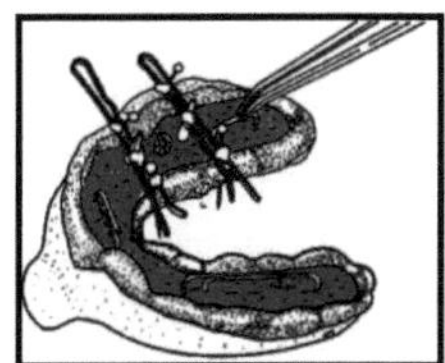

Fig. 14

Empurrar um alfinete reto entre os braços do alfinete e para dentro do material de impressão, tanto na face vestibular como na face lingual de cada dente, para que seja colocada uma cavilha sobre ele. Estabilizar a cavilha no alfinete e o próprio alfinete contra os pinos rectos com cera adesiva (Fig. 14).

Deitar o troquel na impressão, preenchendo as impressões dos dentes e cobrindo a extremidade serrilhada da cavilha. A cavilha deve ficar paralela ao eixo longo da preparação e não deve tocar na impressão. Os clipes de papel ou as anilhas de bloqueio podem ser colocados no gesso antes de este assentar, para proporcionar retenção para a base que será adicionada mais tarde. Estes dispositivos de retenção devem ser colocados noutras partes do modelo que não se destinam a ser removidas do molde completo. Pode facilitar a remoção do coto mais tarde, se os dentes distais ao dente preparado também forem removíveis, posicionando uma cavilha sobre o segmento do molde.

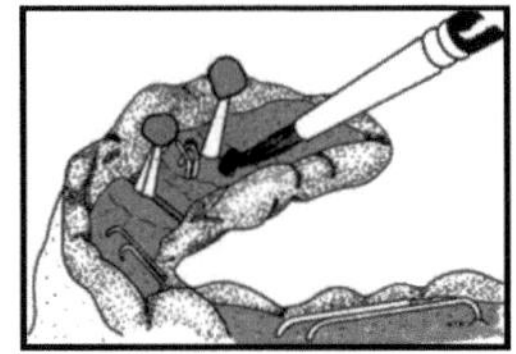

Fig. 15

Quando a pedra tiver endurecido, retire os pinos rectos e os ganchos da impressão e coloque uma pequena bola de cera utilitária macia na ponta de cada cavilha. Um comprimento de 1,0 polegadas de tubo de plástico com um diâmetro interno de aproximadamente 0,5 polegadas também pode ser colocado na extremidade da cavilha como uma ajuda para localizar as cavilhas depois de a base ter sido vazada. Cortar uma ranhura de orientação bucolingual em forma de V ou uma covinha redonda em cada coto para ajudar a recolocar o coto completamente e com precisão durante a utilização. Em seguida, lubrificar a pedra à volta de cada cavilha com uma camada fina de petrolato para permitir uma separação fácil dos troquéis do molde de trabalho, mais tarde (Fig. 15).

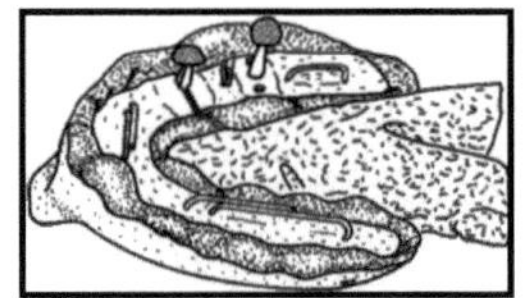

Fig. 16

Coloque uma toalha de papel húmida no espaço lingual aberto. Isto permitirá que seja vertida uma base completa para o molde.

Quando a base for vazada, deixar picos e caracóis de pedra a projetar-se do topo da mesma para proporcionar retenção para o gesso de montagem mais tarde. Depois de o gesso ter assentado, remover o molde da impressão e aparar o excesso num aparador de modelos (Fig. 16).

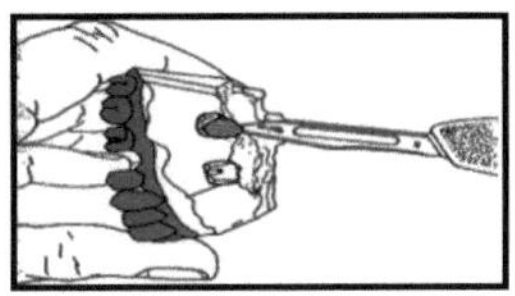

Fig. 17

Utilize uma faca afiada para descobrir as esferas de cera utilitária e para as remover. Certificar-se de que toda a cera foi removida e de que não restam lascas de pedra à volta do vértice da cavilha. Deixar a pedra endurecer durante 24 horas (Fig. 17).

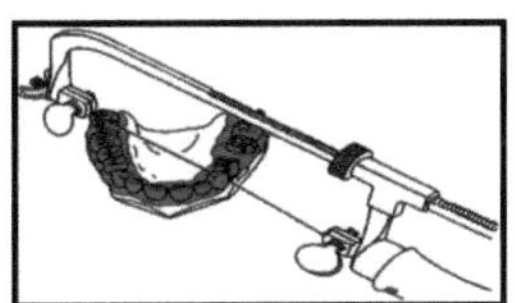

Fig. 18

Quando a pedra estiver dura e seca, utilizar uma armação de serra com uma lâmina fina para cortar através da camada de pedra do coto, deve haver um corte no lado mesial e distal de cada coto (Fig. 18).

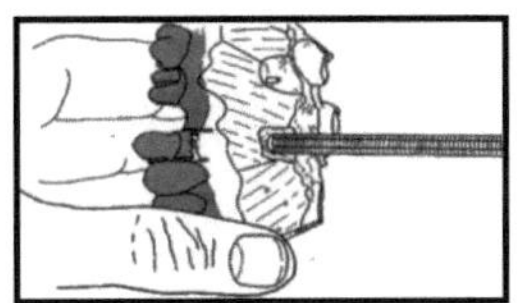

Fig. 19

Os cortes efectuados devem ser ligeiramente afunilados da oclusal para a gengival. Bater suavemente na cavilha com o cabo de um instrumento para soltar o coto (Fig. 19).

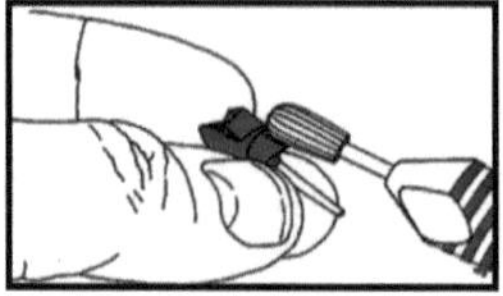

Fig. 20

Retirar o coto do molde e aparar o excesso de pedra gengival até à linha de acabamento. Completar o corte do coto com uma lâmina nº 25 e marcar a linha de acabamento com um lápis vermelho (Fig. 20).

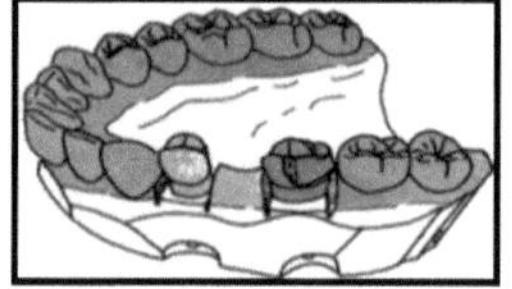

Fig. 21

Repetir o procedimento para cada matriz no molde. Verificar as superfícies do molde de trabalho e do orifício cónico da cavilha para ter a certeza absoluta de que estão livres de quaisquer partículas ou detritos. As matrizes são então recolocadas no molde para verificar o assentamento e a estabilidade. A incapacidade de os moldes assentarem completamente é provavelmente causada por detritos nas formas-chave e os padrões de cera resultantes serão imprecisos (Fig. 21).

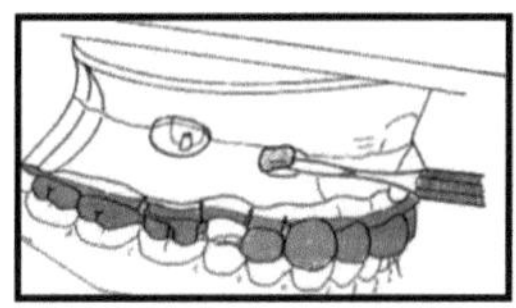

Fig. 22

Colocar cera utilitária nas cavidades à volta das pontas das cavilhas para as proteger da contaminação do gesso. Mergulhar o molde em água e montá-lo no articulador utilizando a pedra de montagem. Quando a pedra tiver endurecido, remover a cera que cobre as pontas das cavilhas. Este tipo de cavilha também pode ser cimentado em orifícios perfurados na parte inferior plana de um molde que já tenha sido vazado (Fig. 22).

Cavilha curva

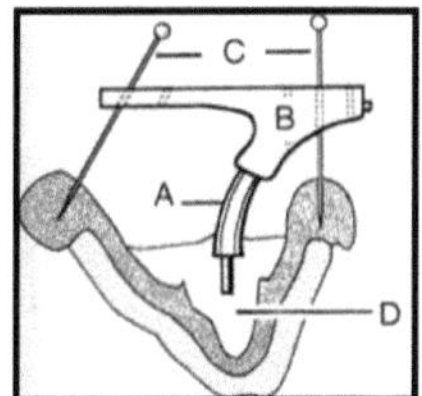

Fig. 23

Imagem mostrando a secção transversal da impressão mostrando a relação de uma cavilha curva (Fig. 23)

A - Cavilha curva

B - Barra de posicionamento

C - Pino reto

D - Primeiro vazamento da pedra de moldagem para a impressão

As cavilhas curvas podem ser incorporadas num molde de trabalho, fixando-as à impressão antes de esta ser vazada ou cimentando-as em orifícios perfurados num molde previamente vazado.

Para instalar os pinos antes de efetuar a moldagem, utilize a pressão dos dedos para inserir, primeiro a ponta curva da cavilha, na abertura grande de uma barra de posicionamento. Com essa barra orientada faciolingualmente, segure o conjunto de modo a que a cabeça da cavilha se estenda 1 a 2 mm para dentro da impressão do dente preparado. A cauda da cavilha aponta normalmente para o lado facial. No entanto, se um dente estiver em linguoversão, inverta a direção da cavilha para facilitar a remoção.

Insira um pino reto através de um dos três orifícios no aspeto facial da barra e no flange facial da impressão. Colocar outro pino através de um dos orifícios na parte lingual da barra e na parte lingual da impressão. A cavilha não deve tocar na impressão e a sua cabeça deve ser aproximadamente paralela ao longo eixo do dente. Repita este procedimento para todos os dentes preparados e quaisquer áreas de pônticos. Se a restauração for uma prótese parcial fixa, também deve ser colocada uma cavilha perto do centro de cada segmento de dentes não preparados. Isto permitirá a remoção destes segmentos do molde de gesso para permitir um melhor acesso às margens gengivais dos padrões de cera do retentor. Verter o gesso na impressão até cobrir as cabeças das cavilhas e 1 a 2 mm dos corpos hexagonais mais grossos das cavilhas. Isto irá preencher a impressão até um nível de aproximadamente 4 mm acima das linhas de acabamento gengival. Depois de a pedra de moldagem ter endurecido, remover os dois pinos rectos e deslizar a barra de posicionamento de cada cavilha.

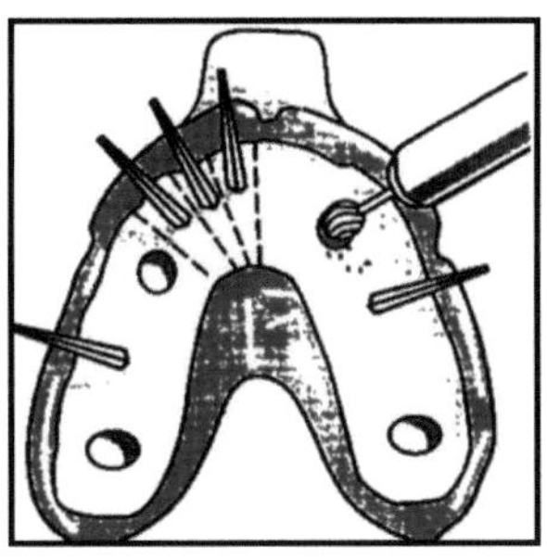

Fig. 24

Para ajudar a orientar cada segmento grande de dentes não preparados no molde, cortar um orifício de 2 mm de profundidade em cada lado de cada cavilha com uma broca acrílica grande (Fig. 24).

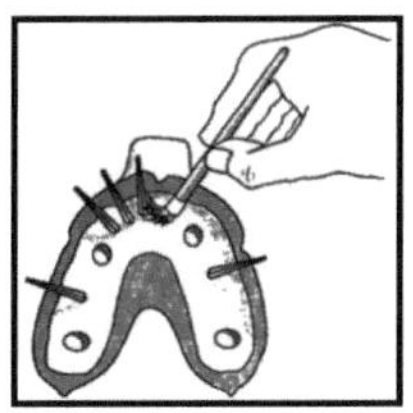

Fig. 25

Pintar a pedra com petrolato para que esta se separe mais tarde da base do molde. Aplicar também uma camada fina de petrolato nas partes expostas das cavilhas (Fig. 25).

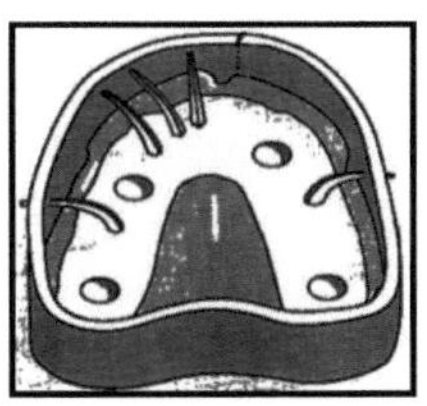

Fig. 26

Encaixotar a impressão com cera, permitindo que as pontas das cavilhas se estendam ligeiramente através da cera amolecida pelo calor. Preencher a impressão em caixa com gesso dentário amarelo. As cavilhas devem ser cobertas por pelo menos 2mm de gesso, exceto as pontas que estão embutidas na cera de encaixe (Fig. 26).

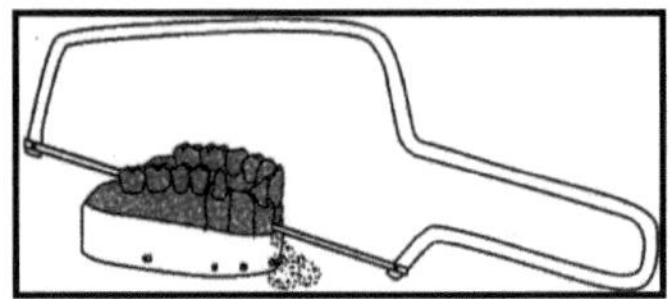

Fig. 27

Depois de a pedra ter endurecido, remover a cera de boxe e efetuar cortes verticais com uma serra em ambos os lados de cada troquel, tendo o cuidado de não danificar as linhas de acabamento da preparação. Os cortes devem estender-se completamente através da pedra do cunho até à base subjacente (Fig. 27).

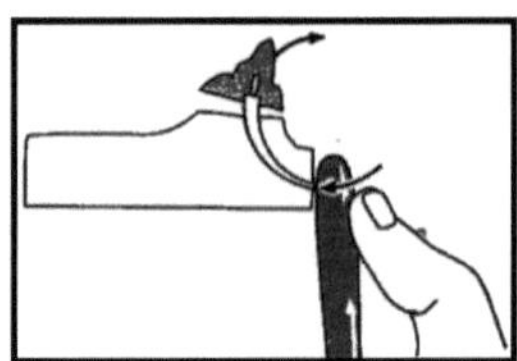

Fig. 28

Separar cada segmento do molde de trabalho, pressionando ou batendo na cauda saliente da cavilha curva com o cabo de uma faca (Fig. 28).

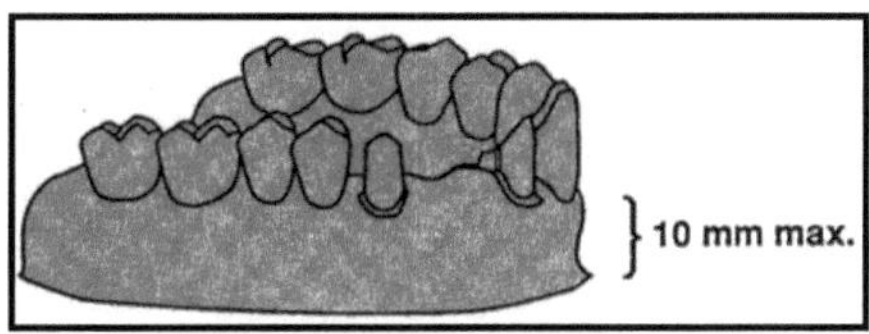

Fig. 29

Para colocar as cavilhas depois de o molde ter sido feito, verter a impressão com pedra de moldagem para formar um molde de trabalho em forma de ferradura de cavalo. Aparar a parte inferior do molde num aparador de modelos a um nível não superior a 10 mm do colo dos dentes (Fig. 29).

Fazer um furo de 5 mm de profundidade na parte inferior do molde diretamente sob o centro de cada dente preparado, área de pôntico e segmento que contenha dentes não preparados. Estes orifícios podem ser feitos com uma broca de 2 mm de diâmetro numa peça de mão ou com uma prensa de perfuração (Pindex).

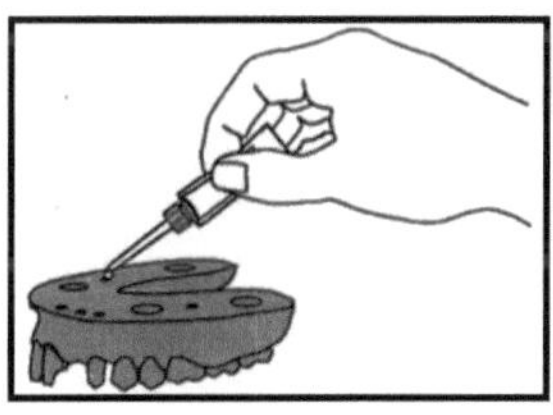

Fig. 30

Cimentar as cavilhas nos orifícios, uma de cada vez, colocando uma gota de cimento de cianoacrilato em cada orifício (Fig. 30).

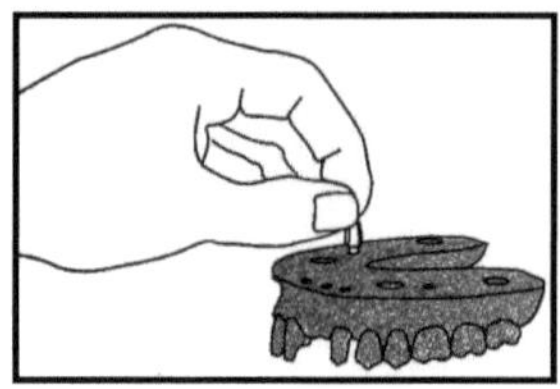

Fig. 31

A cabeça de uma cavilha curva é colocada no orifício cimentado, com as extremidades a apontar para a face (Fig. 31).

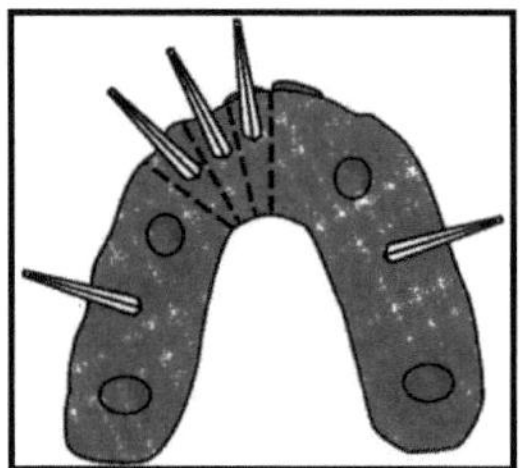

Fig. 32

Depois de o cimento ter endurecido, pincelar uma camada fina de petrolato na superfície achatada do molde e nas partes expostas das cavilhas. Encaixotar o molde, deitar uma base e separar os moldes como descrito anteriormente (Fig. 26).

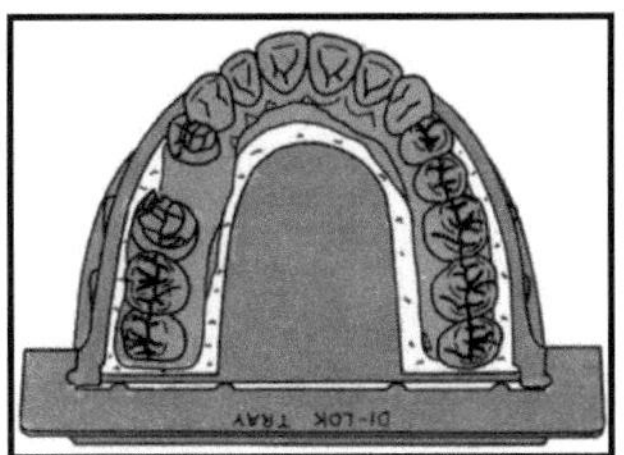

Fig. 33

Um tabuleiro de plástico de encaixe com ranhuras e entalhes de orientação internos também pode ser utilizado para voltar a montar o molde de trabalho e a matriz (Fig. 33).

Verter todas as impressões do arco completo com a pedra de morrer. Manter a pedra restrita ao arco em forma de U, construindo-a até uma altura de aproximadamente 2,5 mm.

Aparar o lado exterior ou bucal do molde num aparador de modelos, afinando em direção à base. Deixar o molde secar completamente e, em seguida, aparar o lado interior ou lingual do molde numa banda de mandril ou num torno dentário.

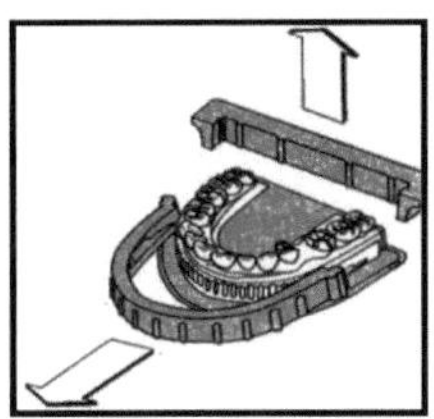

Fig. 34

Para completar os moldes, o gesso deve ser removido da moldeira. Desmontar a moldeira, levantando a parte de trás para cima e, em seguida, deslizar o segmento vestibular para a frente (Fig. 34).

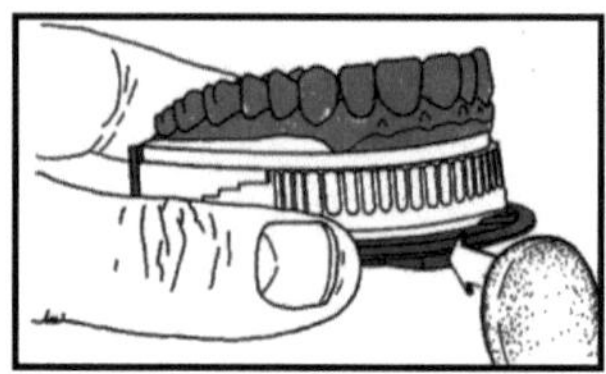

Fig. 35

O molde pode ser solto mais facilmente batendo com força na parte da frente da base do tabuleiro com o cabo de uma faca de laboratório. Depois de o molde ter sido ligeiramente deslocado, deslize-o para a frente e retire-o da base do tabuleiro (Fig. 35).

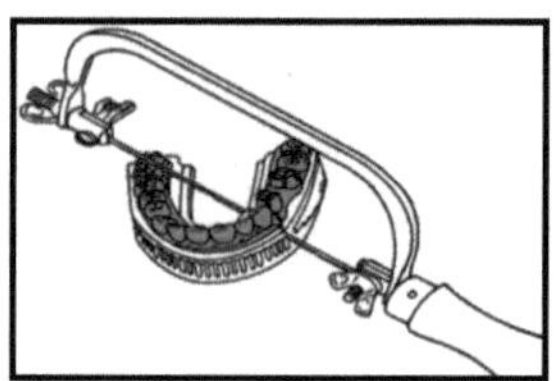

Fig. 36

Com uma armação de serra e uma lâmina de serra fina, cortar entre o dente preparado e o dente adjacente. O corte da serra deve começar na papila interdentária e estender-se para baixo numa ligeira conicidade (Fig. 36).

O coto será ligeiramente mais largo mesiodistalmente na sua base do que na linha de acabamento gengival do dente preparado.

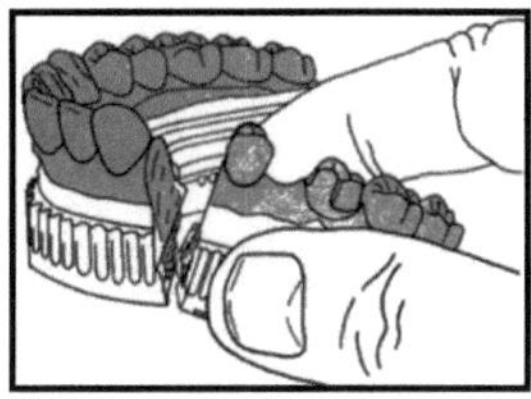

Fig. 37

O corte da serra oclusal deve estender-se aproximadamente até três quartos da base da pedra. Utilizar a pressão dos dedos para separar o coto e os dentes ligados do molde. Da mesma forma, separar o coto da parte do molde que lhe está ligada. Esta pequena área de gesso que permanece em contacto íntimo com os segmentos adjacentes, juntamente com as nervuras verticais da moldeira, é responsável pela relação exacta dos cotos no molde. Repetir o processo para cada dente preparado no molde (Fig. 37).

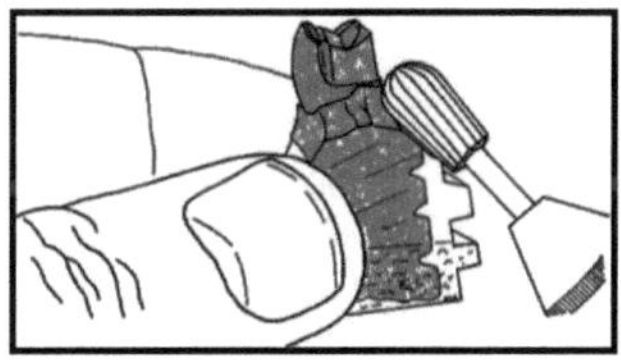

Fig. 38

Remover o excesso de pedra gengival até à linha de acabamento com uma broca acrílica modeladora de pera. Acabar de aparar e misturar a área côncava adjacente à linha de acabamento com uma faca de laboratório com uma lâmina n.º 25. Marcar a própria linha de acabamento com um lápis vermelho para ajudar a localizá-la quando fizer o padrão de cera (Fig. 38.)

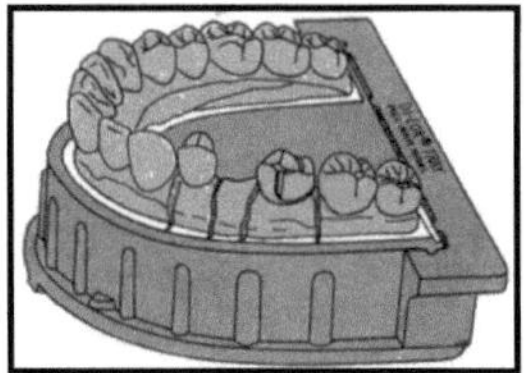

Fig. 39

Verificar se o tabuleiro tem pequenas partículas de pedra que tenham sobrado da incorporação do molde na pedra. Remova todas as partículas de pedra do tabuleiro, escovando-o cuidadosamente com uma escova de dentes. Seque-o com ar comprimido. Quando a moldeira estiver completamente limpa, voltar a montar os cotos e outras partes do molde na moldeira. Deslizar a face vestibular na base do tabuleiro a partir da frente. Colocar a parte de trás sobre os olhais da face vestibular, bloqueando o tabuleiro (Fig. 39).

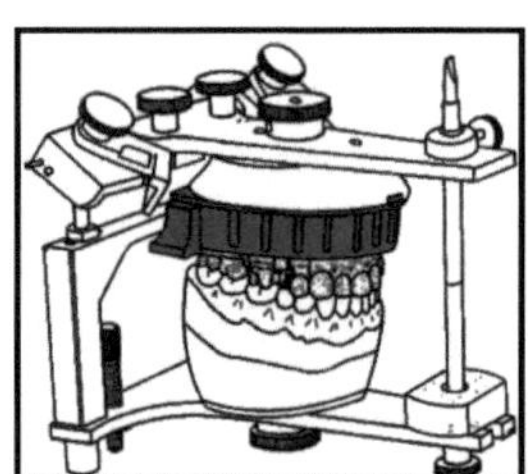

Fig. 40

Para fixar a bandeja Di-Lok ao articulador, coloque o molde num arco facial ou em oclusão com um molde de diagnóstico previamente montado, se estiver disponível. Colocar o gesso de montagem no anel do articulador e na parte inferior da bandeja, que tem calhas rebaixadas. Quando a pedra tiver assentado, o molde articulado no tabuleiro Di-Lok está pronto para o fabrico do padrão de cera (Fig. 40).

Sistema Pindex

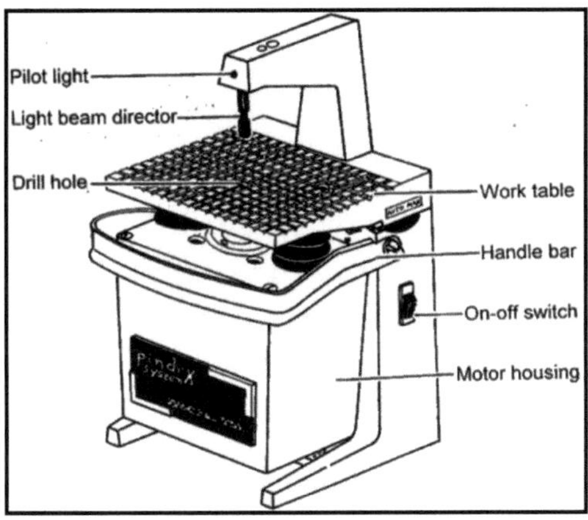

Fig. 41

No sistema pindex, é utilizada uma prensa de perfuração inversa para criar um molde mestre com matrizes que podem ser removidas e substituídas repetidamente com grande precisão. O molde é vazado sem posicionar e fixar pinos de cavilha à mão. Esta máquina perfura com precisão orifícios paralelos a partir da parte inferior de um molde aparado (Fig. 41).

A técnica de colocação de cavilhas após o endurecimento da peça fundida e o fabrico subsequente da base de indexação melhorou consideravelmente a precisão dos moldes principais. Este sistema permite a secção do arco em várias peças, reduzindo assim os efeitos da expansão linear.

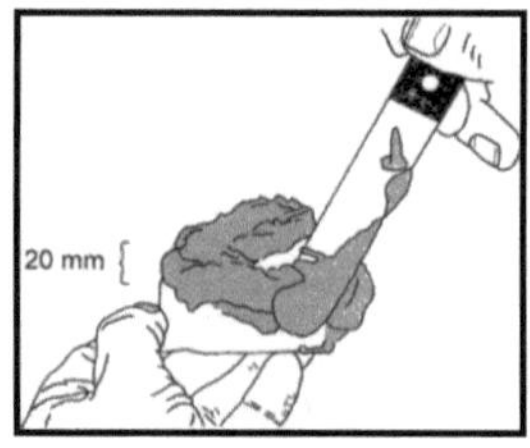

Fig. 42

Verter a impressão da forma habitual, acrescentando aproximadamente 20 mm de pedra para além do bordo do tabuleiro. Isto deve permitir pedra suficiente para aparar o molde para a espessura desejada mais tarde sem ter que adicionar mais pedra de molde. Se for adicionada pedra à base, a pedra adicional pode separar-se do lado inferior dos troquéis quando os pinos são colocados ou quando os troquéis são removidos para aparar (Fig. 42).

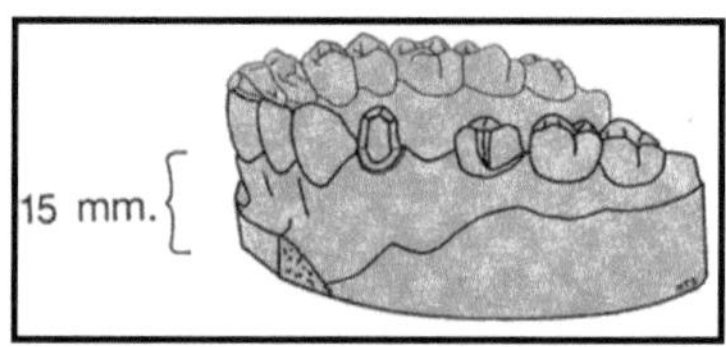

Fig. 43

Deixe o molde assentar durante 60 minutos, remova-o da impressão e volte a verter a impressão para um molde de apoio. Humedeça bem o molde antes de o aparar para evitar a acumulação de lama nos dentes preparados. Utilize um aparador de modelos para aplanar os calcanhares do molde. Em seguida, apare a parte inferior do molde, apoiando os calcanhares na mesa do aparador e removendo todas as áreas ásperas, irregulares e com cortes inferiores da parte inferior. O molde deve ficar perfeitamente plano sobre uma mesa e a sua espessura, desde a base até à linha de acabamento da preparação, deve ser, no mínimo, de 15 mm. Se a parte inferior do molde for plana, garante-se que os orifícios dos pinos perfurados ficam paralelos (Fig. 43).

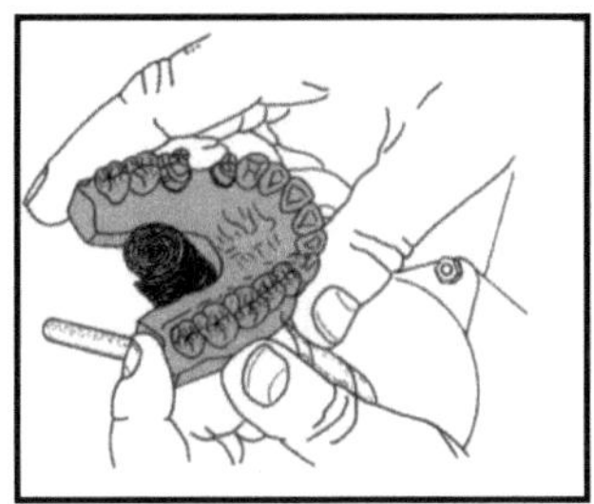

Fig. 44

Remover qualquer excesso de pedra na área palatina/língua com uma fita de carbono num torno. O bordo lingual do molde deve afunilar ligeiramente em direção à base para facilitar a remoção dos cotos do molde mais tarde. O aparador de modelos é utilizado para remover o excesso de pedra na periferia do molde. Lavar o molde para remover quaisquer detritos que se tenham depositado sobre ele durante a retificação. A largura faciolingual do molde deve ser de aproximadamente 20 mm (Fig. 44).

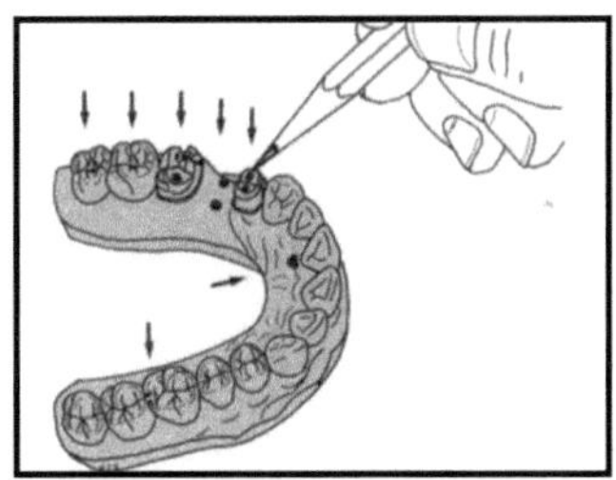

Fig. 45

Usar um lápis para marcar a localização desejada dos pinos nas superfícies oclusais dos dentes ou preparos. Deve haver dois pinos para cada coto, dois para cada pôntico (área edêntula) e dois pinos em cada segmento terminal contendo os dentes não preparados (Fig. 45).

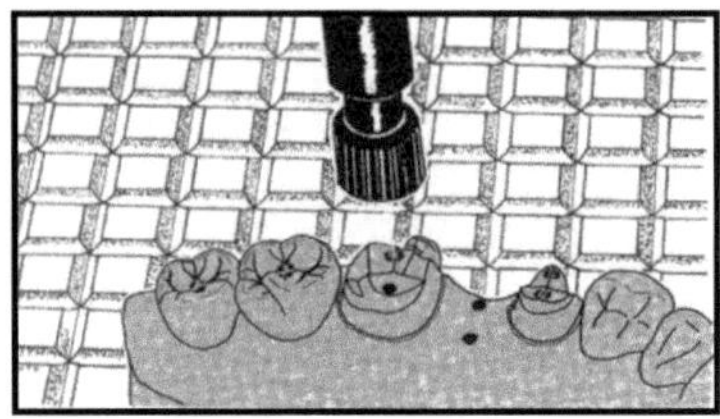

Fig. 46

Utilize o interrutor na parte lateral da máquina para a ligar. Uma luz piloto vermelha indicará que a máquina está a funcionar. Colocar o molde preparado sobre a mesa de trabalho e alinhar a primeira marca de lápis com o ponto iluminado do diretor do feixe de luz (Fig. 46).

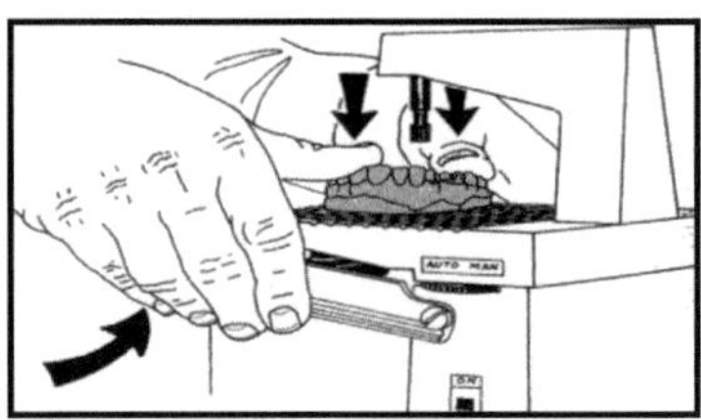

Fig. 47

Com as duas mãos, exerça uma pressão firme para baixo sobre o molde com os polegares. Segure a barra do punho com os restantes dedos. Isto permitirá ao operador estabilizar o molde à medida que o conjunto de perfuração se move para cima. Ao cortar os orifícios dos pinos, levante a barra do punho com uma pressão lenta e uniforme, programando o ciclo para demorar 3 a 5 segundos. Quando a profundidade correta for atingida, a luz piloto vermelha apagar-se-á, indicando que o furo está terminado. Não force mais a barra. Para obter melhores resultados, o molde deve estar ligeiramente húmido para evitar a formação de poeira e o excesso de lascas à volta dos orifícios dos pinos (Fig. 47).

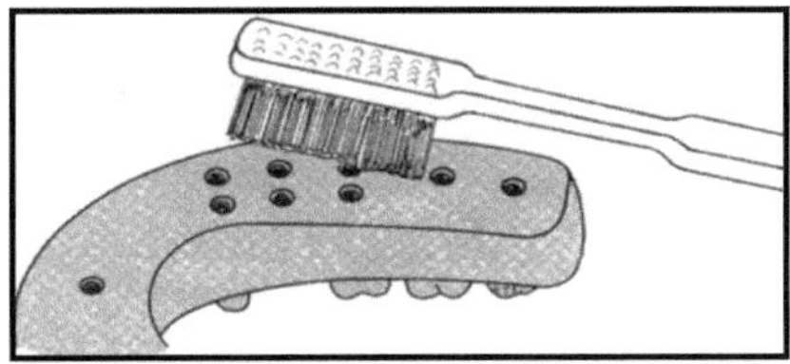

Fig 48

Utilizar ar comprimido e uma escova de dentes para remover os detritos dos orifícios dos pinos (Fig. 48).

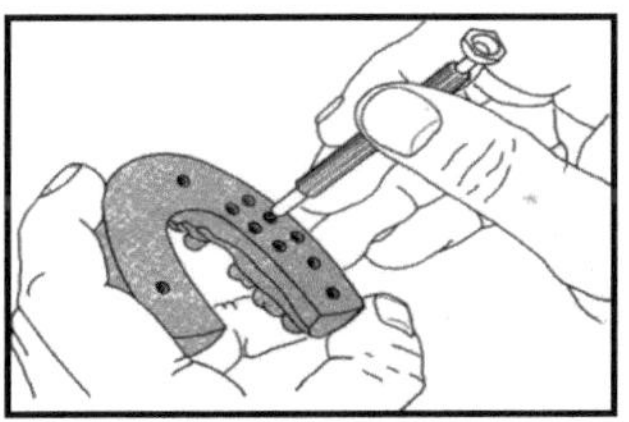

Fig. 49

Utilizar um escareador manual para remover quaisquer resíduos dos orifícios das cavilhas (Fig. 49).

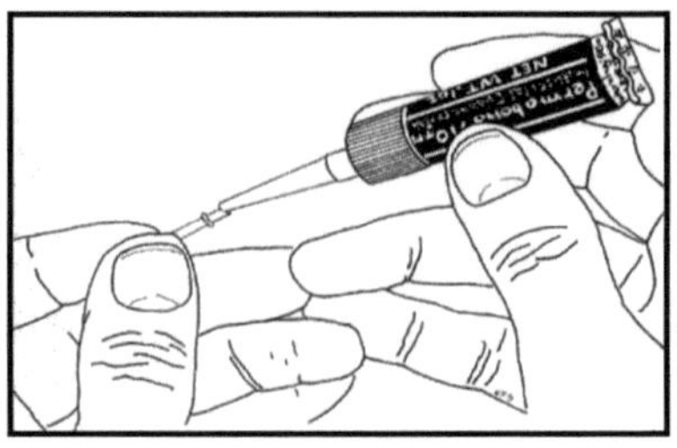

Fig. 48

Pode ser utilizado qualquer cimento de cianoacrilato disponível no mercado para fixar os pinos nos respectivos orifícios. O gesso deve estar completamente seco. Aplicar uma pequena quantidade de cimento na extremidade de cada pino. O excesso de cimento num orifício de pino bem ajustado pode criar pressão hidráulica suficiente para impedir o assentamento completo (Fig. 48).

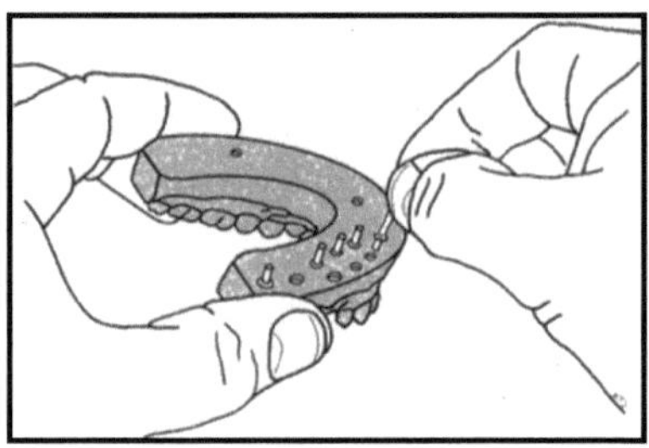

Fig. 49

A colocação dos pinos será facilitada se colocar primeiro os pinos curtos nos orifícios lingual/palatal. A colocação dos pinos longos nos orifícios faciais torna as extremidades dos pinos de cavilha mais acessíveis para facilitar a remoção do coto depois de os moldes estarem montados (Fig. 49).

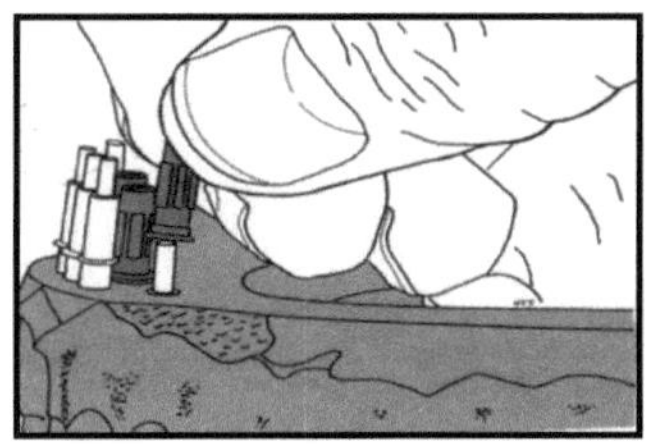

Fig. 50

Quando o cimento tiver secado, colocar as mangas sobre os pinos com os lados planos das suas bases virados um para o outro. Colocar as mangas brancas nos pinos compridos e as mangas cinzentas nos pinos curtos (Fig. 50).

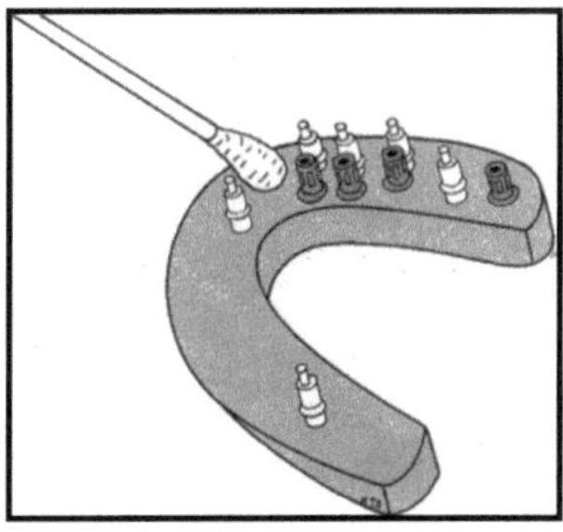

Fig. 51

Aplicar uma camada fina de petrolato no fundo do molde como agente de separação (Fig. 51).

Limpar todo o excesso com um rolo de algodão, uma ponta de dedo ou um aplicador com ponta de algodão seco. Um excesso visível de lubrificante deixado no molde criará um espaço entre o molde e a sua base, o que poderá causar erros de assentamento quando os moldes forem reposicionados após a separação do molde.

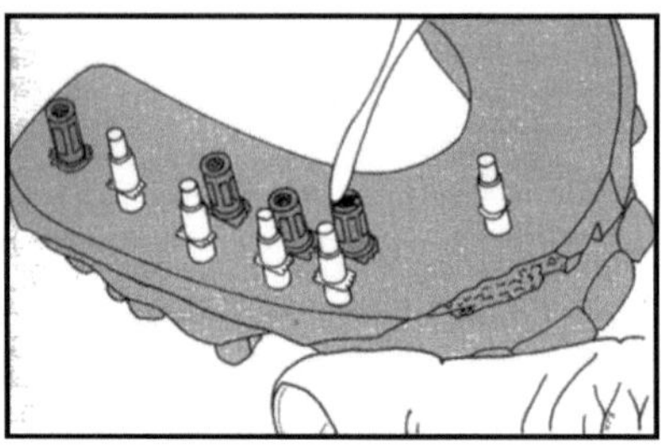

Fig. 52

Colocar uma pequena quantidade de cera derretida nas extremidades das mangas curtas para evitar que a manga se encha de pedra quando a base secundária for adicionada (Fig. 52).

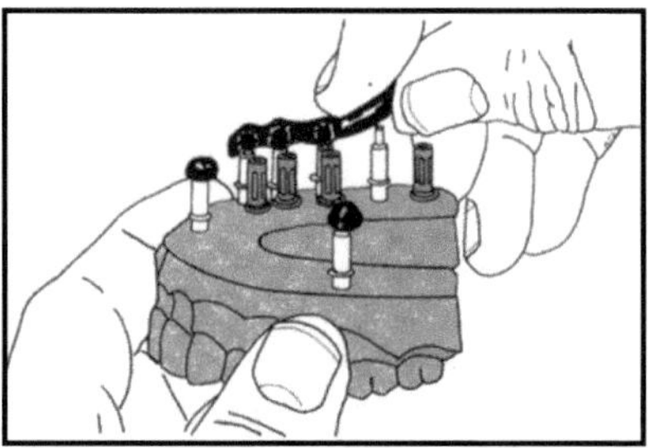

Fig. 53

Passar uma tira de cera de utilidade ao longo das extremidades dos pinos longos para facilitar a remoção dos moldes mais tarde. Colocar uma pequena bola de cera nas extremidades dos pinos isolados no lado contralateral do gesso (Fig. 53).

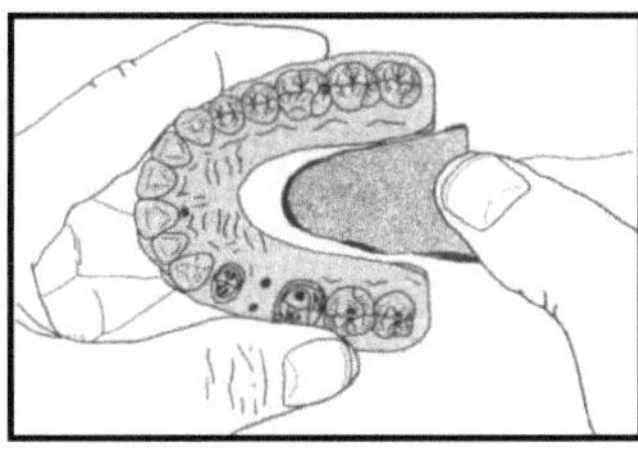

Fig. 54

Utilizando o molde como modelo, cortar um enchimento de palato/língua a partir de uma tira de cera de boxe (Fig. 54).

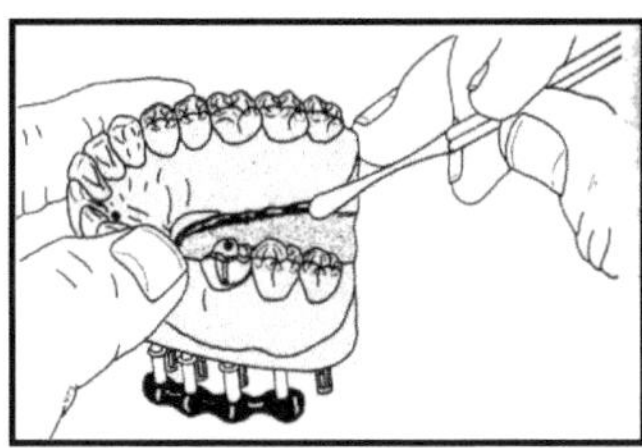

Fig. 55

Colocar o pedaço de cera em forma de U na zona adequada e fixá-lo ao molde de pedra com uma espátula de cera quente nº 7 (Fig. 55).

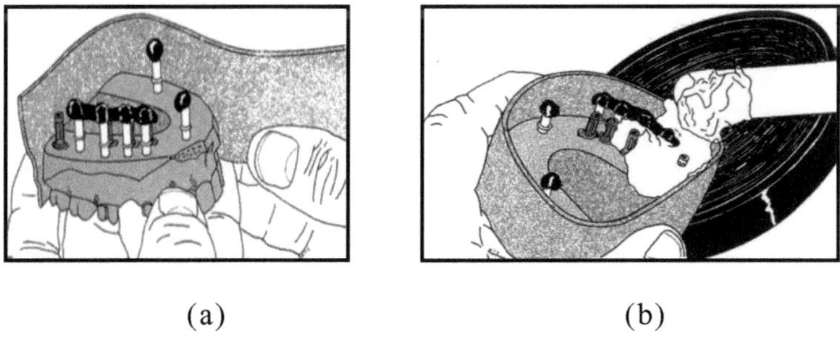

(a)   (b)

Fig. 56

Adaptar uma tira de cera de boxe à volta da periferia do molde e selá-lo com um instrumento quente. A cera utilitária deve ser bem adaptada para evitar que o gesso vaze para as fendas gengivais e para as superfícies axiais dos dentes.

Colocar a base em pedra tipo III. Começando na zona dos pinos, adicionar pequenos incrementos de pedra até cobrir completamente os pinos (Fig. 56 a-b).

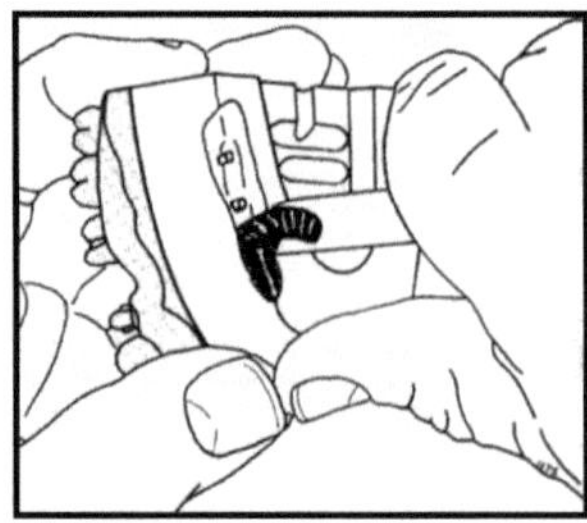

Fig. 57

Deixar secar o molde antes de tentar seccionar e aparar os moldes. A cera de utilidade colocada nas extremidades dos pinos longos é removida (Fig. 57).

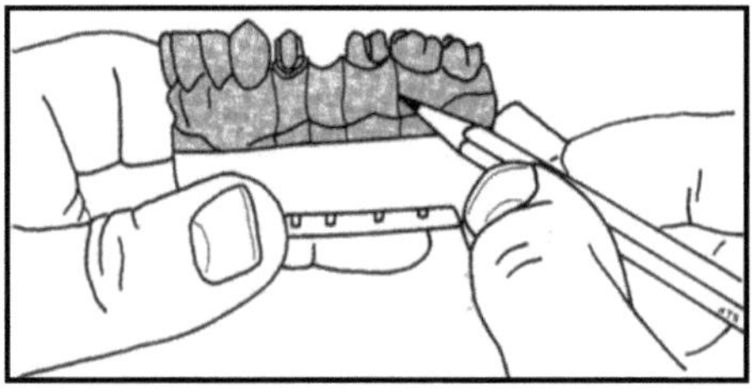

Fig. 58

Marcar agora a localização pretendida dos cortes de serra nos aspectos facial e lingual do molde com linhas ne lápis (Fig. 58).

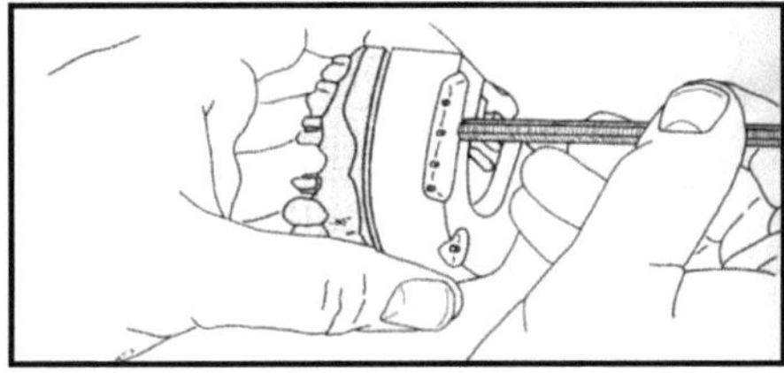

Fig. 59

Para remover o molde numa só peça, utilize o cabo de um instrumento para bater ligeiramente em todos os pinos expostos. Continue a bater até que o molde com pinos esteja solto da base. Retire o molde e estenda as linhas de lápis na parte inferior do molde para indicar a localização dos cortes de serra pretendidos (Fig. 59).

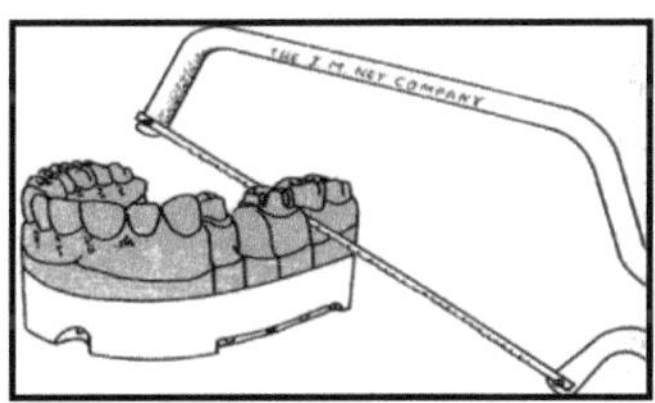

Fig. 60

Utilizar uma serra para seccionar os cotos a partir do aspeto oclusal. O corte da serra deve evitar a linha de chegada do preparo. Para evitar que os dentes contra-laterais fiquem marcados, o primeiro corte da serra deve ser feito mesialmente à secção que contém os dentes preparados. A secção não envolvida ou um quadrante é removido. Isto permite um acesso fácil e liberdade de movimentos quando os cotos são seccionados. O corte de serra é efectuado até ao fim da pedra antes de tentar remover o coto (Fig. 60).

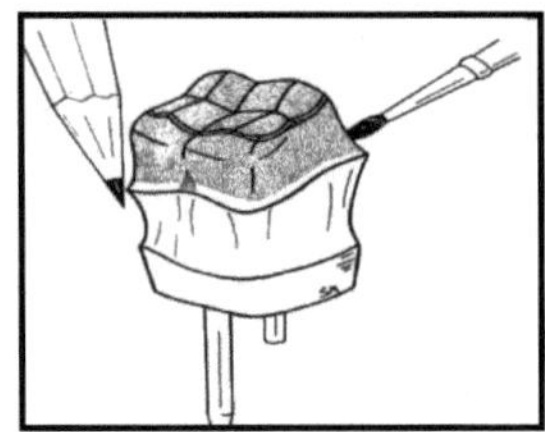

Fig. 61

Para remover um único coto, utiliza-se um grande condensador de amálgama ou a pega de um instrumento para empurrar a extremidade do pino exposto até o coto se soltar da base. Para facilitar a remoção dos cotos durante os procedimentos laboratoriais subsequentes, os cortes da serra devem ser paralelos ou ligeiramente afunilados em direção aos pinos. Se a base do coto for mais larga do que a preparação, o coto fica bloqueado e perde-se grande parte da eficiência de um sistema de coto amovível.

Depois de os moldes estarem seccionados, cortá-los da forma convencional, marcar as linhas de acabamento com um lápis vermelho (Fig. 61).

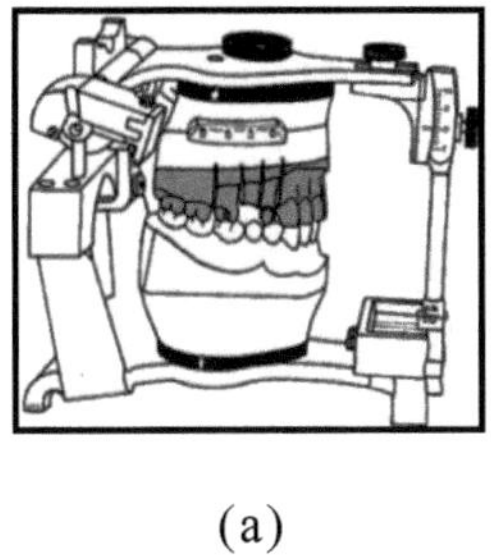
(a)

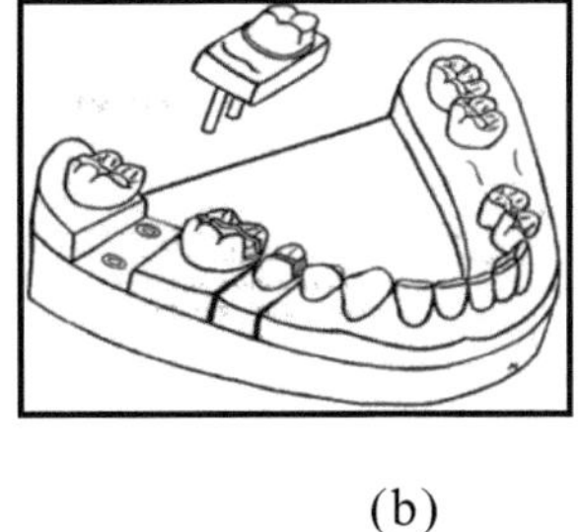
(b)

Fig. 62

Aplicar o endurecedor e o espaçador do molde. Antes de montar o molde no articulador, avaliar a altura da base. Se a altura da base for demasiado grande, impedirá o fecho do articulador. Se a base tiver de ser reduzida, remover as secções fixas do molde antes de esmerilar a base num aparador de modelos.

Voltar a montar as duas secções e colocar uma pequena quantidade de cera de utilidade nas extremidades dos pinos do molde. Isto evitará que a pedra de montagem bloqueie o acesso aos pinos. Quando a pedra de montagem tiver assentado, retirar a cera dos pinos. Agora, o molde está pronto para o fabrico do modelo em cera (Fig. 62).

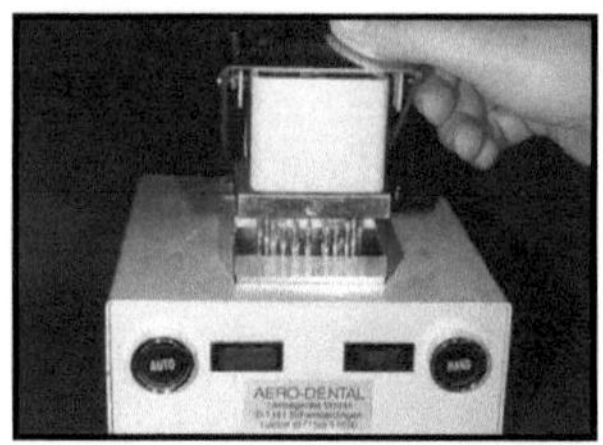

Fig. 63

O sistema utiliza uma base de Plexiglas na qual são efectuados orifícios para a localização dos pinos. Estes furos são efectuados com uma máquina de perfuração, que é guiada pelas impressões dos preparos (Fig. 63).

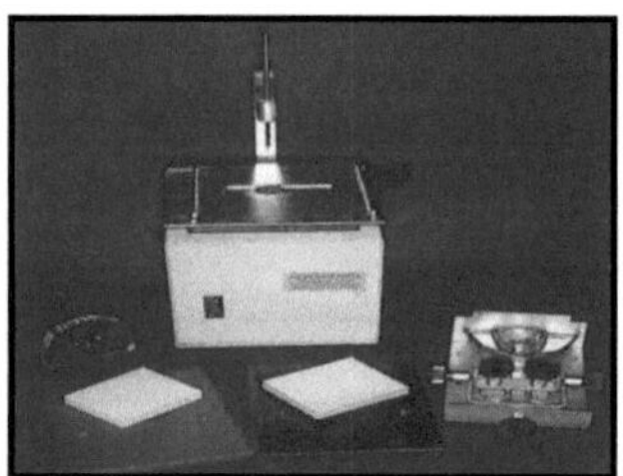

Fig. 64

Ao aquecer os pinos metálicos sob pressão, a caixa preparada pela broca adapta-se aos pinos por fusão (Fig. 64).

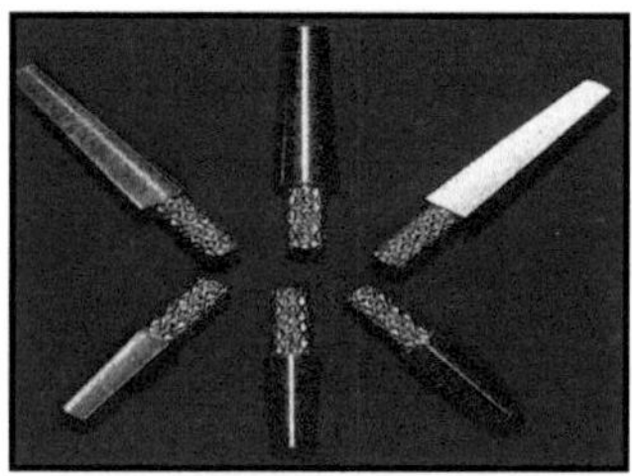

Fig. 65

Os pinos para o sistema zeiser apresentam uma superfície plana. Quando o alojamento que foi perfurado no plexiglas derrete em torno do pino, é estabelecida uma relação precisa (Fig. 65).

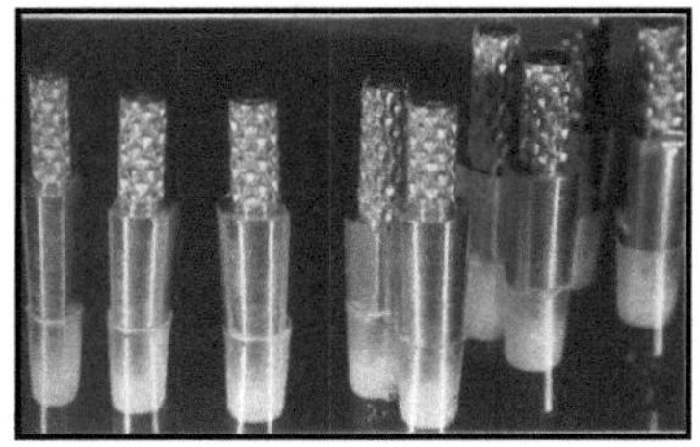

Fig. 66

Os pinos do sistema zeiser são inseridos na base de Plexiglas antes de serem pressionados termo plasticamente (Fig. 66).

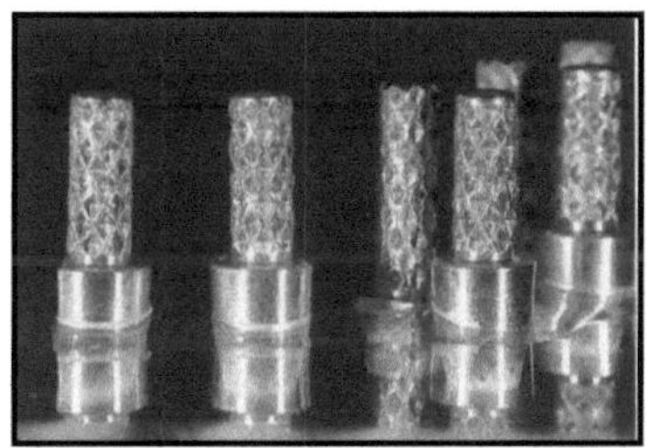

Fig. 67

Os pinos do sistema zeiser depois de terem sido termoplasticamente assentados sob pressão. A relação que pode ser obtida com este sistema é a mais mecanicamente precisa atualmente possível (Fig. 67).

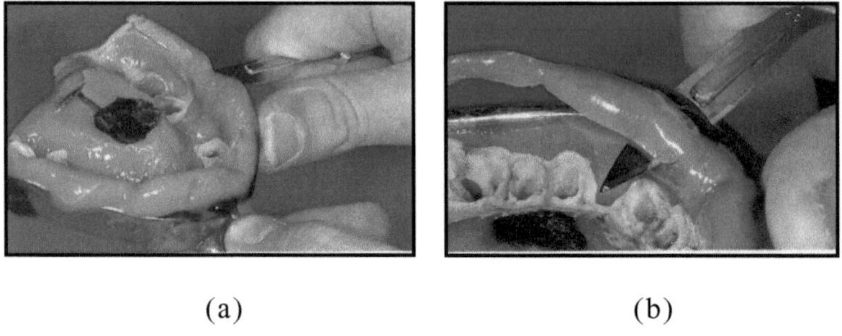

(a)   (b)

Fig. 68

O material de impressão que se sobrepõe à moldeira de impressão deve ser eliminado de toda a circunferência da moldeira (Fig. 68 a-b).

Os materiais não suportados pela moldeira de impressão podem ser deformados pelo material utilizado para encaixar a impressão.

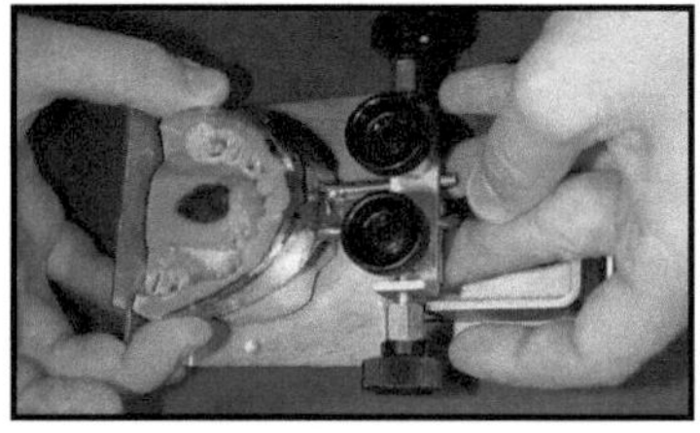

Fig. 69

A impressão é colocada no suporte da moldeira do sistema zeiser, paralela e perpendicularmente ao eixo de preparação. Desta forma, pode ser fabricado um modelo simétrico (Fig. 69).

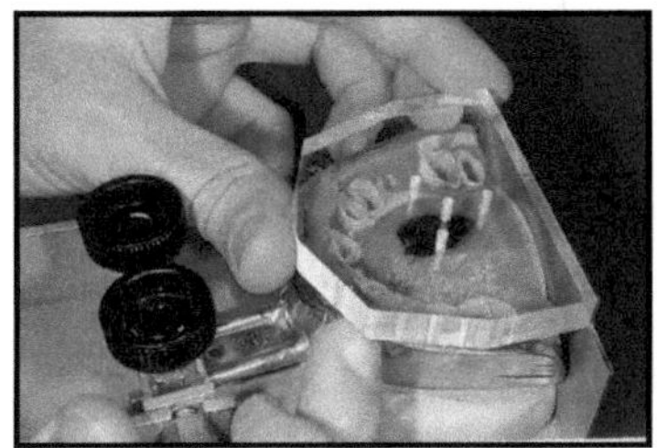

Fig. 70

A base do plexigal, que formará a base do molde, é apoiada contra o bordo posterior. Tem de haver espaço suficiente para o gesso e todos os preparos têm de ficar dentro da placa de medição. Os ângulos da moldeira de impressão dão a posição final da placa (Fig. 70).

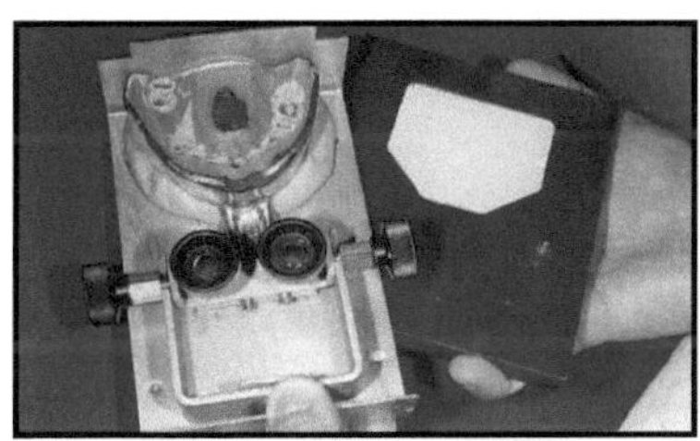

Fig. 71

A placa de plexigal é colocada na estrutura da lâmina horizontal, portadora, que é então inserida sob a moldeira de impressão (Fig. 71).

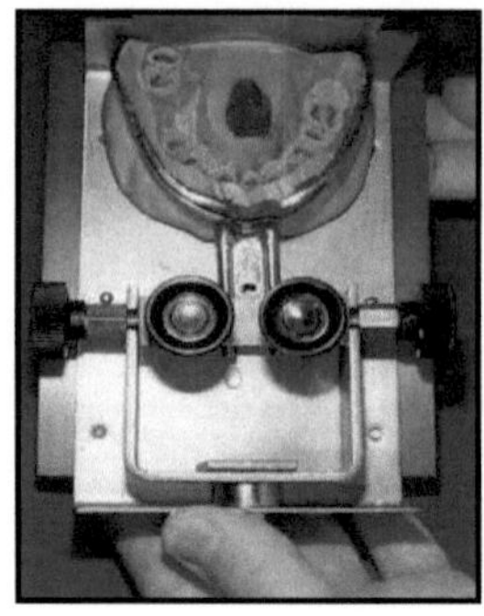

Fig. 72

A placa de plexigal está agora exatamente na sua posição em relação à moldeira de impressão. O conjunto completo é colocado na máquina de perfuração (Fig. 72).

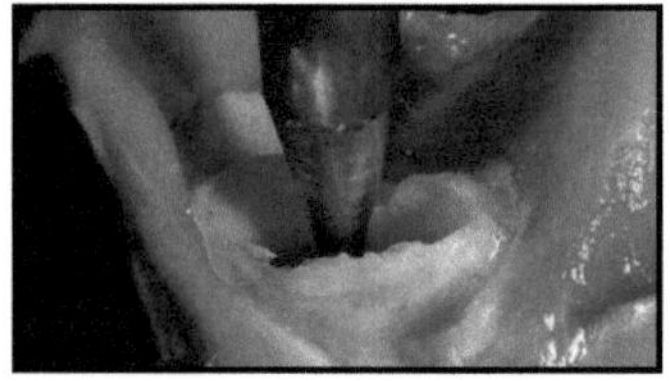

Fig. 73

A cavilha de apoio é colocada no centro da preparação (Fig. 73).

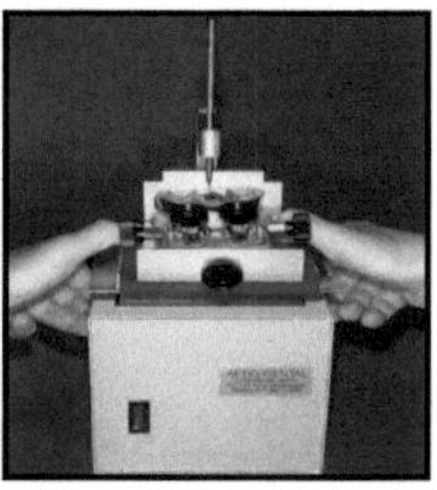

Fig. 74

Uma vez encontrada a posição exacta desejada para cada pino, a mesa da máquina de perfuração é pressionada para baixo e a ponta fará o furo na base de Plexiglas na mesma posição e direção indicadas pelo pino de suporte. É importante lembrar-se de acionar a broca apenas uma vez para cada furo. Se esta operação for repetida, o furo resultante será demasiado grande e será quase impossível posicionar termo plasticamente o pino (Fig. 74).

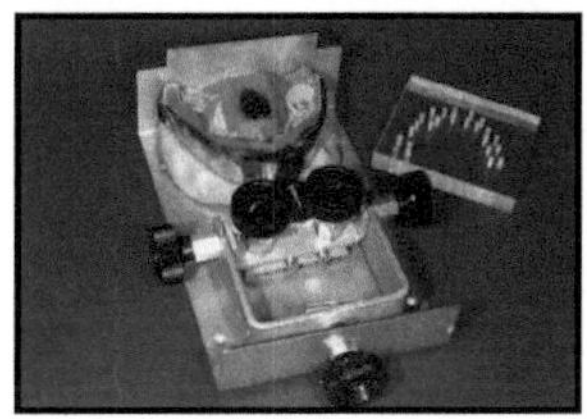

Fig. 75

Os orifícios da base fundida foram completados (Fig. 75).

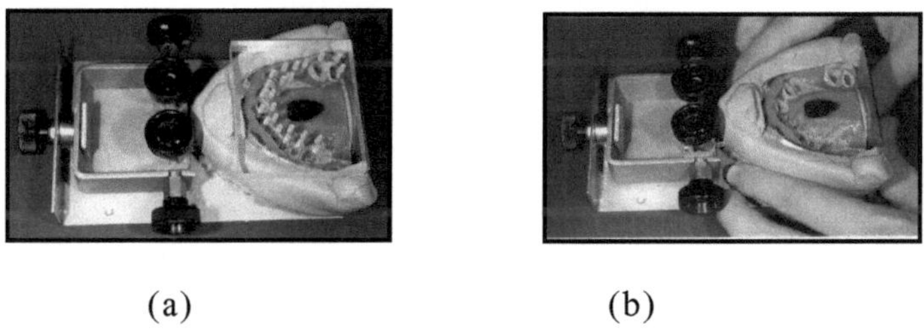

(a)   (b)

Fig 76

Experimentar novamente a placa de acrílico e verificar a placa e a posição dos furos (Fig. 76).

A moldeira é posteriormente encaixotada com a massa plástica macia (combsil), que tem a função de apoiar lateralmente o gesso e de suportar a placa de Plexiglas, mantendo-a na posição correta.

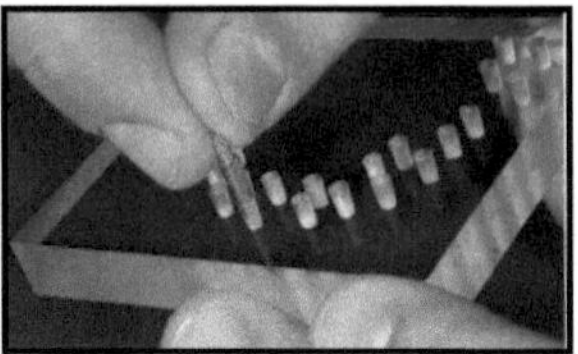

Fig. 77

Os pinos são colocados profundamente nos orifícios (Fig. 77).

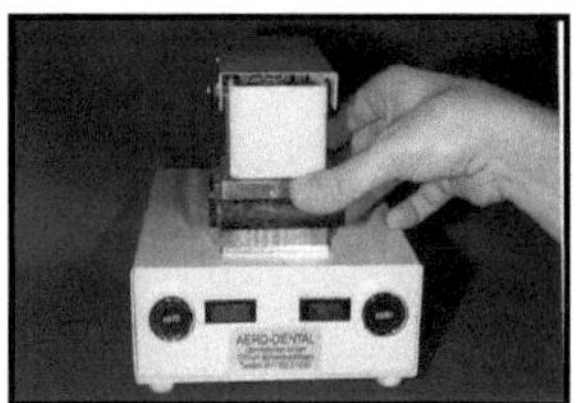

Fig. 78

O aparelho é ligado antes de se posicionar a placa, para que se possa obter uma temperatura correta. A placa é colocada. Os pinos atingem rapidamente a temperatura necessária (Fig. 78).

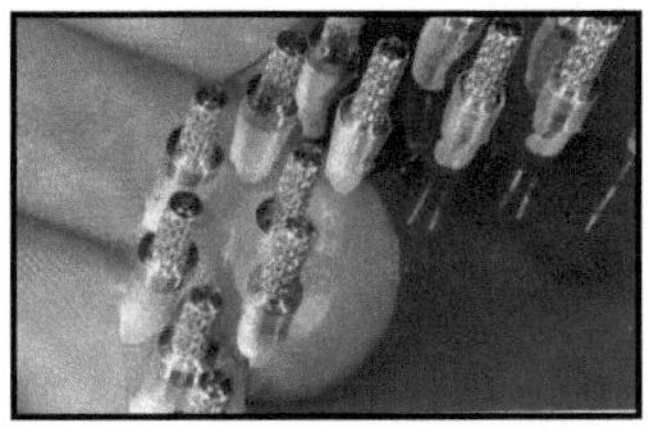

Fig. 79

Todos os pinos são verificados quanto ao posicionamento correto na placa de acrílico. Para obter um bom grau de precisão, é importante que os pinos não sejam colocados demasiado fundo. Isto pode acontecer quando a adaptação termoplástica ocorre devido ao fabrico do Plexiglas à volta do pino (Fig. 79).

Se for excessivo, o orifício alargado pode alterar a precisão e a retenção do pino. Esta eventualidade também pode ocorrer quando os pinos demasiado pequenos são colocados por palatino ou lingual.

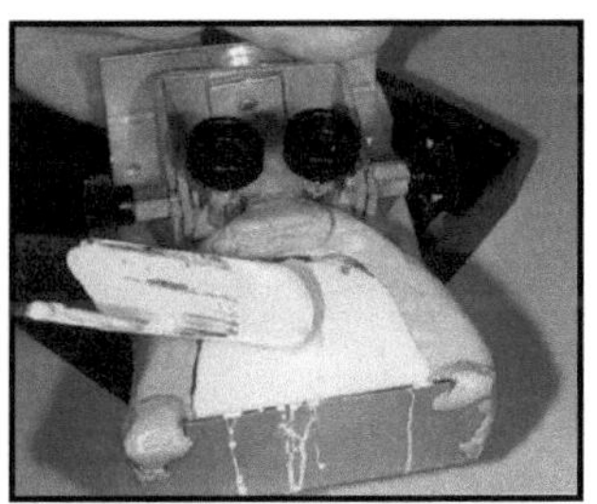

Fig. 80

A pedra é vazada na impressão até ao limite da caixa (Fig. 80).

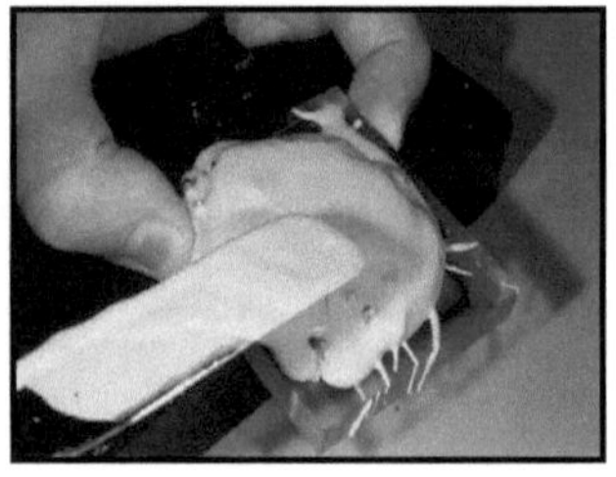

Fig. 81

A pedra é também colocada na base de Plexiglas na posição dos pinos (Fig. 81).

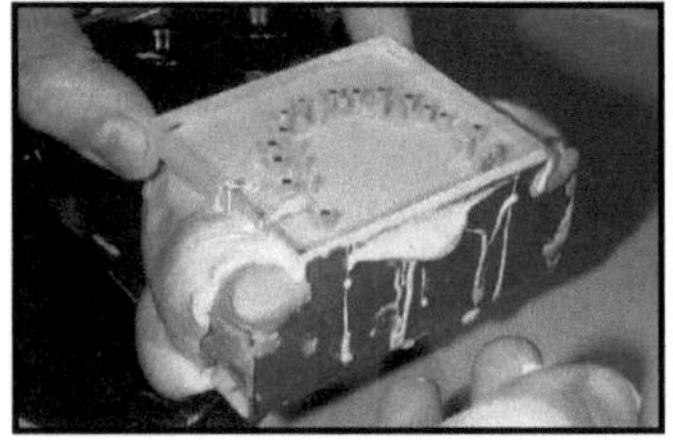

Fig. 82

A base de Plexiglas é colocada na sua posição previamente determinada, com a retenção dos pinos na direção da impressão (Fig. 82).

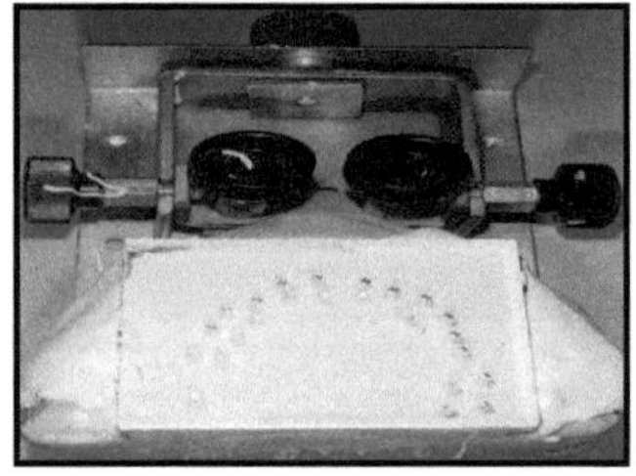

Fig. 83

Depois de a placa ter sido posicionada, o molde já não deve ser tocado (Fig. 83).

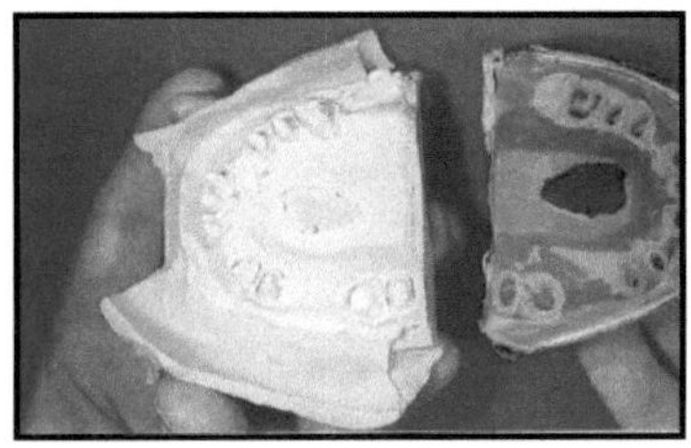

Fig. 84

A impressão é imediatamente removida assim que a pedra tiver endurecido. A expansão real começa após aproximadamente 16 minutos (Fig. 84).

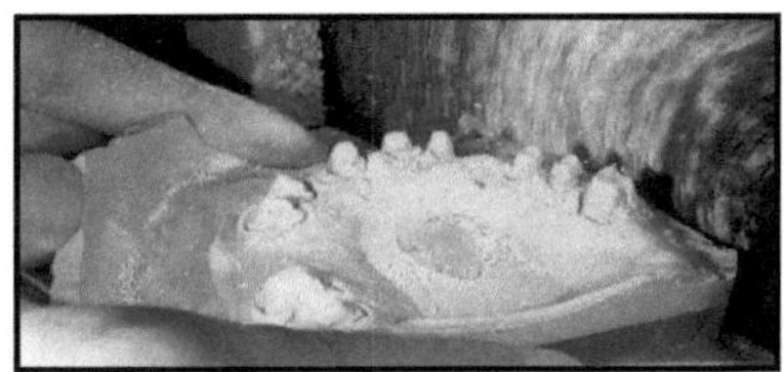

O molde é aparado, dando a inclinação mais conveniente ao molde e eliminando todo o excesso de pedra. O objetivo do corte é eliminar o máximo de pedra possível (Fig. 85).

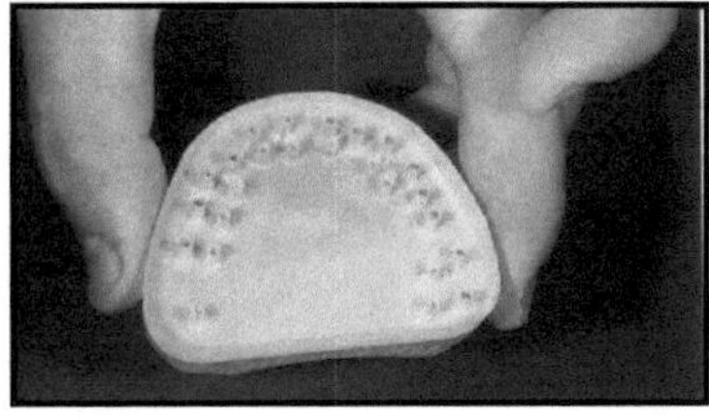

Fig 85 Molde aparado concluído.

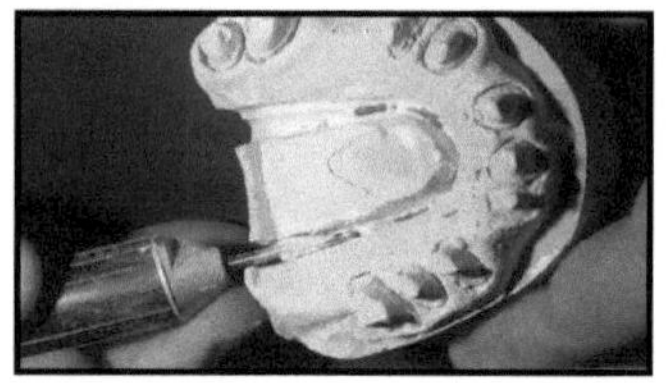

Fig. 86

A pedra palatina é rapidamente removida com um corte em ferradura. É removida a maior quantidade possível de pedra e a base de Plexiglas é também marcada para maior precisão (Fig. 86).

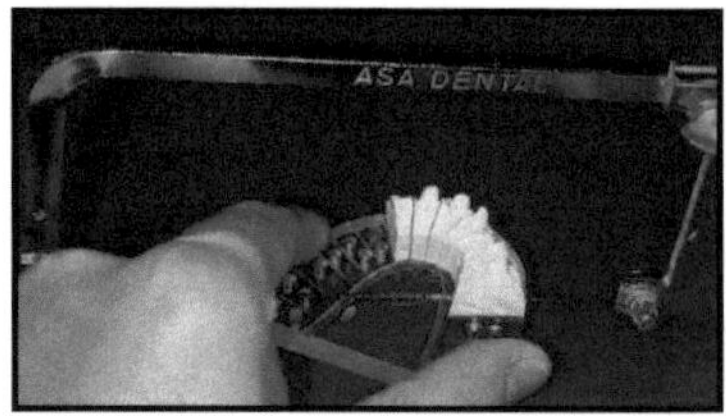

Fig. 87

A separação dos moldes é efectuada no molde acabado. O plexiglas não deve ser retirado antes de os vários moldes terem sido separados. O primeiro corte deve ser efectuado entre os dentes anteriores, após o qual é feito um corte ao nível dos caninos. Isto é feito para separar a arcada em segmentos lineares e assim evitar deslocamentos volumétricos. Os vários segmentos são depois separados em troquéis individuais. Após a secção, os cotos devem ser reinseridos o mais rapidamente possível. O objetivo é evitar o deslocamento das cavilhas. Se os pinos não forem inseridos na base, a expansão linear das matrizes pode alterar a sua posição recíproca. Se os segmentos forem deixados fora da base durante algum tempo, não voltarão a entrar com precisão (Fig. 87).

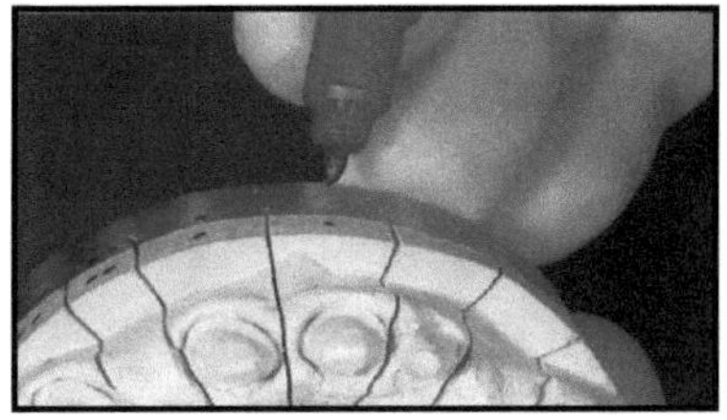

Fig. 88

A posição das matrizes individuais é marcada para facilitar o reposicionamento (Fig. 88).

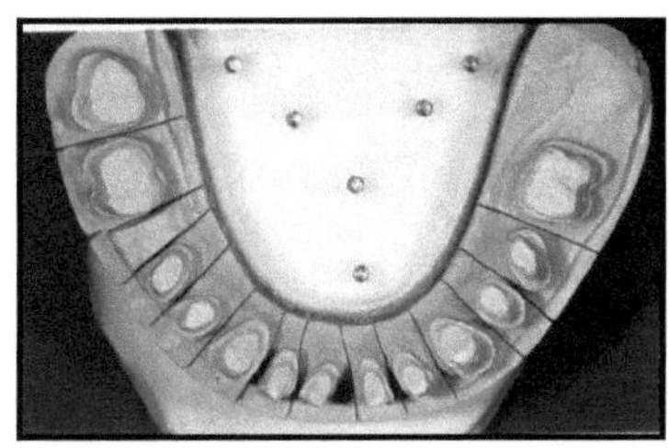

Fig 89 Vista oclusal do molde mestre sobre o

Base em plexiglas

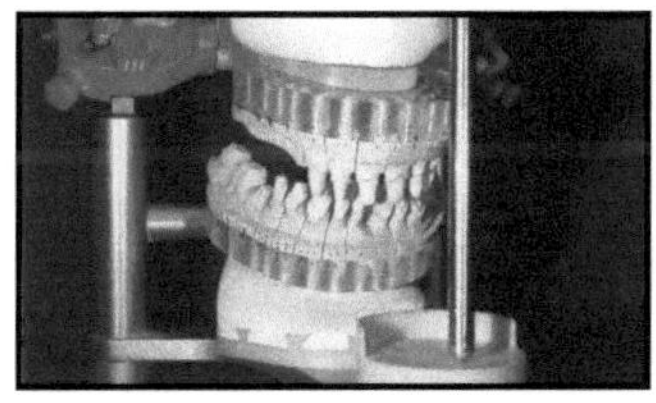

Fig. 90

A exatidão do técnico em seguir as instruções de utilização dos materiais confere um elevado grau de precisão tecnológica. As alterações dimensionais devem-se principalmente a erros na utilização dos materiais escolhidos. A exatidão da relação dento-periodontal, da relação inter-dentária e da relação inter-arco são requisitos indispensáveis de um molde mestre Fig. 90.

Sistema de matrizes de precisão Accutrac

Fabricação de modelos

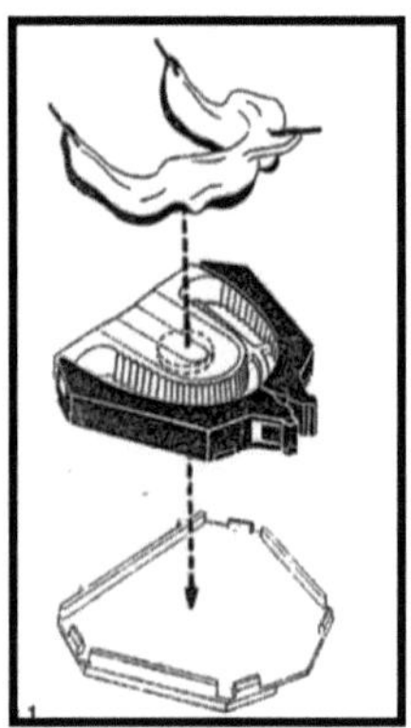

Fig. 91

1. Montar o Accutrac com os braços bloqueados e a base fixada.

2. Reduzir a altura do modelo, eliminando o excesso de flange da moldeira e do material de impressão.

3. Criar três marcas de referência na moldeira de impressão para o alinhamento lateral e posterior. Colocar uma marca de referência na linha média anterior e as outras duas no centro dos bordos posteriores.

4. Verter a impressão. Verter o restante gesso no Accutrac, nivelado com a parte superior dos braços de bloqueio. Inverta a impressão vertida e coloque-a no Accutrac.

5. Alinhe as três marcas de referência da moldeira de impressão com as marcas de referência da linha média e posterior do Accutrac.

6. Remover o excesso de pedra do bordo dos braços e da zona palatina antes da fixação final.

7. Retirar a impressão do modelo depois de a pedra ter assentado. Retirar a base e os braços do Accutrac.

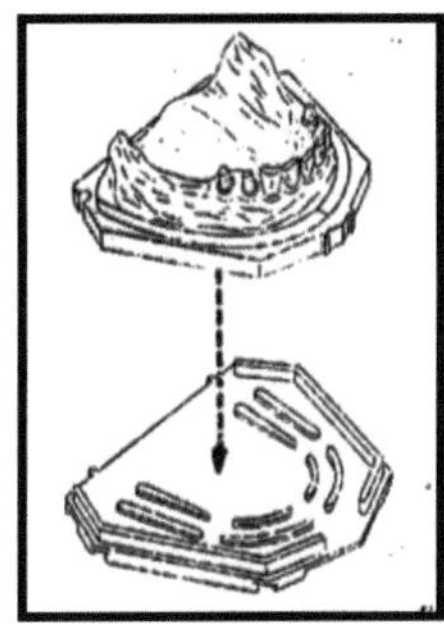

Fig. 92

8. Inverter a base para a posição de ejeção e ejetar o modelo pressionando o Accutrac em direção à base com uma pressão uniforme.

9. Aparar os bordos periféricos do modelo, se necessário. Evitar aparar as pistas de contacto da matriz.

10. Serrar qualquer pedra remanescente da área palatina ou lingual e seccionar as matrizes em alinhamento paralelo com as pistas.

11. Lavar bem e secar as matrizes com cuidado.

12. Voltar a montar as matrizes no Accutrac por ordem numérica e fixar o modelo seccionado, bloqueando os braços na posição.

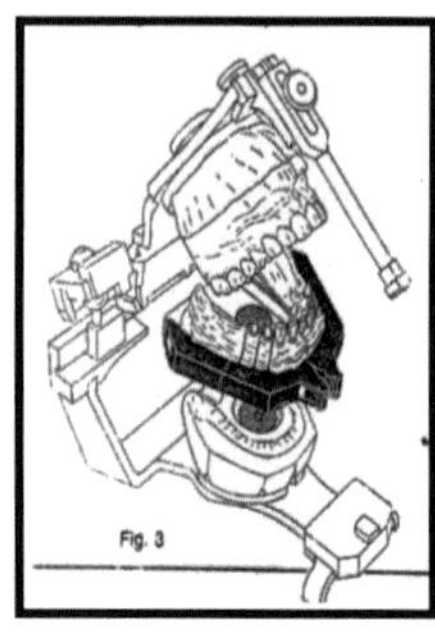

Fig. 93

Articulação

1. Colocar o detentor da articulação no íman Accutrac.

2. Encaixar o espaçador verde pré-fabricado sobre o suporte no tabuleiro Accutrac.

3. Cobrir com gesso o suporte e o espaçador pré-fabricado. Articular o modelo de forma cómoda.

4. Retirar o modelo do articulador, descolar o espaçador pré-fabricado.

5. O ATN-50, designado por sistema de transporte Accutrans, é um estojo de transporte descartável para o modelo e o estojo acabado.

Belle de St. Claire

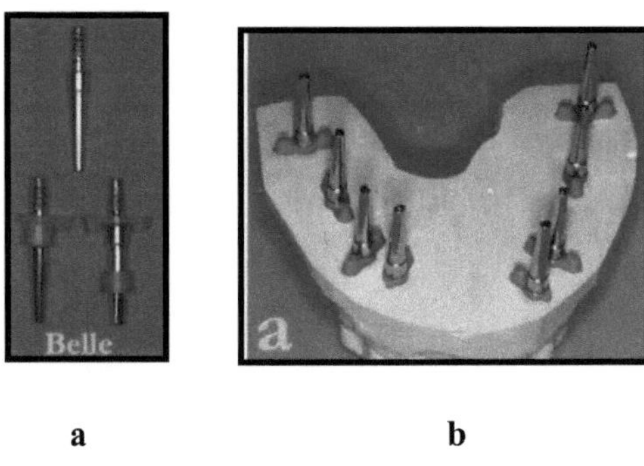

a   b

Fig. 94

Este sistema utiliza uma cavilha de aço inoxidável redonda, ligeiramente cónica, com 15 mm de comprimento. Uma superfície plana e um indexador de plástico criam um bloqueio positivo que proporciona retenção e uma caraterística anti-rotativa. Os furos dos pinos são efectuados com a unidade de prensa Pindex que utiliza uma unidade de perfuração Belle de St. É feito um furo por cada secção amovível, exceto na região anterior, onde são utilizados dois pinos com índices de plástico anteriores. Haverá um total de 8 pinos por molde. É utilizado ar comprimido em conjunto com um dispositivo de limpeza de tubos fornecido com o sistema para remover quaisquer detritos. Os índices de plástico são colocados nas cavilhas de aço inoxidável, que são depois cimentadas em orifícios pré-perfurados com um adesivo. O meio de separação é pulverizado na parte inferior do primeiro vazamento, deixado secar durante dez minutos e, em seguida, a base é vazada.

Tricodent One Elenco e modelo

Sistema Die-Tray

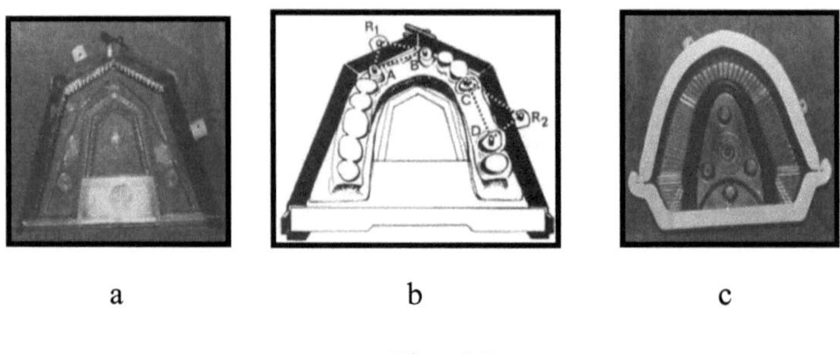

a   b   c

Fig. 95

Sistema de molde Tricodent   Model

Tabuleiros de matrizes com postos de referência e localizações de pilares

Os sistemas Tricodent e Model-tray requerem uma pedra na parte central da moldeira. Os pontos de referência são colocados nas superfícies laterais da moldeira entre as duas áreas desdentadas. É efectuado um furo no centro de cada pilar de pedra para receber um poste de referência de aço inoxidável que é cimentado com cimento de cianoacrilato utilizando um microscópio de tunelização de varrimento (STM) de medição binocular Olympus. As posições dos dentes do pilar são medidas em relação (1) aos pontos de referência fixos (R1 + R2) e entre si (A - B e C - D). Para o efeito, mede-se o ponto de referência (R) no eixo vertical como R2 e no eixo horizontal (Y) (distância de R) como PY.

Após as medições iniciais, os moldes são retirados dos tabuleiros de moldes. Os moldes são serrados para fora dos moldes, aparados de todas as superfícies ásperas e soprados com ar comprimido. Cada matriz é então inserida e removida do sistema de

98

bandejas de matrizes 30 vezes para simular o uso médio do laboratório.

Vista estereomicroscópica:

Wild M650; unidade de medida   **Wild M3 unidade de medida**

De linha a linha 38,3 m μ   **Da linha à linha 61,6 mμ**

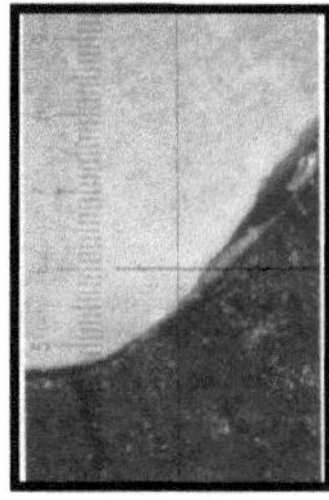

Fig -   a

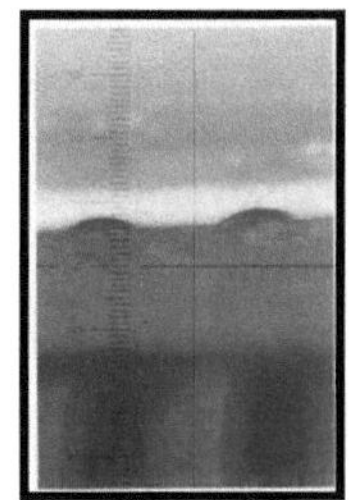

Figura - b

Fig. 96

A figura - a mostra os pormenores da relação entre o molde e a matriz do sistema de tabuleiros modelo após a reinserção do primeiro.

Pode notar-se que, devido à deformação induzida pela base durante a expansão, o contacto entre a parede plástica e a pedra em algumas áreas é inexistente.

A figura -b mostra a parte do molde que não pode entrar completamente na matriz devido à expansão que teve lugar.

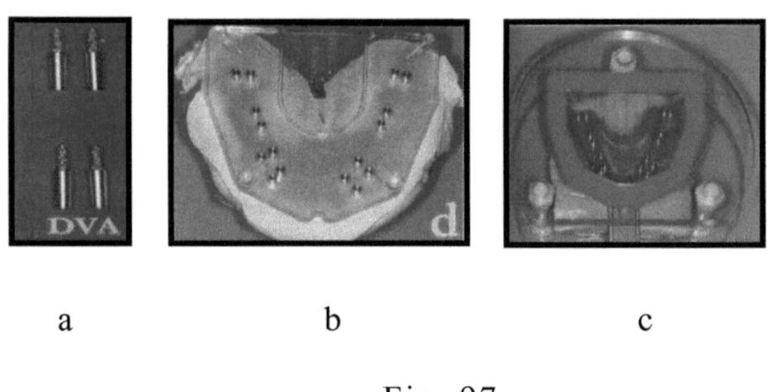

a   b   c

Fig. 97

O sistema DVA utiliza dois pinos de latão redondos ligeiramente cónicos de 7 mm por molde amovível. A impressão é fixada no dispositivo DVA com massa de vidraceiro fornecida pelo fabricante. A placa de base de plástico é posicionada na parte superior do dispositivo, que é depois colocada sobre a impressão fixada. São feitas marcas na parte superior da placa de base com um marcador de ponta dupla para coincidir com a colocação do pino pretendido. São utilizados pinos bucais e linguais em cada secção do molde amovível. A placa de base é então retirada do membro superior do dispositivo e os orifícios cónicos dos pinos são perfurados com a prensa de perfuração. Os pinos são inseridos na base com um instrumento de borracha retangular. Os moldes são vazados e as bases com os pinos são posicionadas na pedra não fixada, utilizando o dispositivo de posicionamento DVA. Os pinos são colocados nos moldes removíveis, nas secções de crista edêntula e em ambas as extremidades do vão anterior. É utilizado um total de 16 pinos por gesso. Todos os moldes são seccionados com uma serra manual 24 horas após a colocação da base de moldagem, ou primeira moldagem para o sistema DVA.

DISCUSSÃO

Um dos problemas encontrados no fabrico de troquéis removíveis com cavilhas é a dificuldade em colocar as cavilhas na sua posição enquanto o gesso assenta. O advento das cavilhas deu ao dentista uma nova ferramenta de maior precisão e conveniência. Este sistema também eliminou a impressão estragada. A maioria dos moldes de trabalho para restaurações fixas são feitos com cavilhas de latão. No entanto, muitas impressões podem ser arruinadas pelo posicionamento incorreto destes pinos. Este problema é resolvido através do pré-posicionamento. Um pino integral é adicionado à cavilha. Dois métodos comuns utilizados são (i) pino cruzado e (ii) gabaritos de pré-posicionamento. A utilização de uma placa de remontagem dividida hanau ligada a uma bandeja de coroas e pontes dilok proporcionou um meio positivo para montar com precisão os moldes com o coto num articulador para a localização exacta das unidades de coroas e pontes. Este método é simples e o mesmo procedimento também pode ser utilizado num articulador diferente. A utilização de fios de suporte faciolingual ajuda-nos a efetuar a moldagem sem o risco de a cavilha cair, inclinar-se ou não ficar centrada sobre o preparo. Um grande risco encontrado ao utilizar agulha anestésica foi a possibilidade de puxar e distorcer a impressão. A desvantagem da utilização de clipes de papel era o facto de o selo de cera pegajoso ser quebrado e a cavilha perder a sua posição. Os pinos de Bobby criavam uma tensão de mola que levava à distorção, as tiras de cera ou as bolachas de cera apresentavam distorção ou descolamento durante o vazamento da impressão.

A principal desvantagem da utilização de fósforos era que a humidade presente no hidrocolóide impedia que a cera pegajosa mantivesse os fósforos em posição. Para preparar a estabilidade de dois sistemas de moldes amovíveis, foi efectuado um estudo que confirmou que os desvios do sistema pindex são ligeiramente inferiores aos da moldeira Dilok. O estudo utilizou 20 moldes e 40 matrizes amovíveis. Foram registadas as medições pré e pós-seccionamento da linha de base com uma precisão de 0,0001 polegadas nos planos horizontal e vertical e foram calculadas as diferenças. A vantagem do sistema pindex foi o facto de a localização e a colocação do pino do molde serem mais fáceis e mais precisas.

Os moldes amovíveis fabricados com cavilhas cimentadas produziam um molde de trabalho com uma cavilha corretamente posicionada, estável e que podia ser repetidamente reposta na sua posição original.

Os tubos da bomba do analisador automático utilizados para colocar os pinos de cavilha proporcionam um guia preciso para a remoção do pino de cavilha, eliminando ao mesmo tempo a possibilidade de danificar a forma da chave de fundição ou o pino de cavilha. A utilização de cera como extensão da cavilha é eliminada. O tempo e o custo reduzidos e o reposicionamento no molde são exactos.

As vantagens do pin setter magnético é que a massa de impressão actua como um índice para reposicionar a impressão com precisão depois de ter sido vertida. A impressão regressa à sua posição exacta na matriz de massa de impressão.

A utilização de pinos de mortite e de Bankers permitiu a colocação dos pinos de cavilha à mão livre depois de a impressão ser vazada. Isto também eliminou os problemas associados ao pré-posicionamento da cavilha e à sua estabilização com cera pegajosa antes de vazar a impressão.

Num estudo específico efectuado sobre a precisão relativa de 4 sistemas de matrizes.

1. Pino de latão

2. Plastipin

3. Pino J

4. Sistema modelo Logix

O pino de plástico apresentou o menor deslocamento horizontal; o pino de latão apresentou o maior deslocamento em ambas as direcções. O sistema de modelos logix era difícil de utilizar.

O klip de cavilha satisfaz a maioria dos requisitos para muitos procedimentos de tratamento de rotina. É económico e pode ser reutilizado, sendo muito prático para um profissional que não esteja muito ocupado.

Num estudo realizado para analisar a precisão e a estabilidade destes sistemas, accutrac, pindex e cavilha de latão, foi encontrado um deslocamento vertical significativo na direção descendente no sistema accutrac em comparação com os outros.

Num estudo que comparou a precisão posicional de quatro sistemas de tabuleiros de matrizes, todos os sistemas de tabuleiros de matrizes testados apresentaram uma diferença entre as medições antes e depois da remoção.

Sistema Zeiser

Vantagens :

1. A posição da cavilha pode ser determinada antes de o molde ser vazado.

2. Após o corte do molde, as matrizes encaixam na sua posição pré-determinada na placa de base e o modelo desliza facilmente para o seu lugar.

3. O advento da implantologia tornou obrigatória a necessidade de uma adaptação passiva da prótese de múltiplos pilares e a

precisão melhorada do sistema Zeiser permite alcançar este objetivo. Também a reprodução da distância entre os pilares foi mais precisa no sistema Zeiser.

CONCLUSÃO

Como já foi referido, existe uma vasta gama de materiais e sistemas de matrizes disponíveis para escolha. Alguns novos sistemas de matrizes estão a surgir no mercado com uma enorme lista de reivindicações dos fabricantes. Esta disponibilidade de uma vasta gama de materiais e sistemas de ferramentas tornou difícil a seleção de um tipo adequado. É necessário um conhecimento adequado de todos os materiais e sistemas para selecionar um tipo que seja adequado a uma determinada situação. O objetivo da seleção de um sistema e material de matriz adequados deve ser o de recolher todos os detalhes necessários e transferi-los para o laboratório. Os sistemas de moldes escolhidos devem permitir ao operador ou ao técnico de laboratório fabricar e acabar os moldes de cera como preferir.

Os sistemas de matriz simples, como o sistema de pinos de latão Dowel, podem ser escolhidos no caso de uma prótese parcial fixa de curta duração. Os sistemas mais precisos e complexos, como os sistemas Pindex e DVA, podem ser mais úteis para próteses parciais fixas com mais de três unidades. A seleção do material do coto e do sistema também pode ser feita com base no tipo de impressão, tipo de restauração e também com base na conveniência do operador.

A partir das comparações efectuadas por vários autores, podemos afirmar que, embora alguns sistemas de matrizes tenham certas vantagens, o resultado global de todos os sistemas é praticamente o mesmo. É evidente que a eficácia e a precisão do operador são mais importantes do que a precisão e a exatidão dos equipamentos utilizados no fabrico de ferramentas.

BIBLIOGRAFIA

1. **A.A. Zakaria :** Uma técnica para o fabrico de matrizes J. Prosthet. Dent. 35: 230, 1976.

2. **Anna Belsuzarri Olivera e Tetsuo Saito:** The Effect of Die Spacer on Retention and Fitting of Complete Cast Crowns, Journal of Prosthodontics 15 (4), 243-249, 2006.

3. **B.J.Crispin et al:** Part-II: Marginal accuracy of cast restorations, J Prosthet Dent 51 : 768 - 773, 1984.

4. **Balshi J Thomas, Mingledorff B Ernest:** Matches, clips, needles or pins, J Prosthet Dent 34: 467 - 472, 1975.

5. Brian J. Kenyon et al : Precisão dimensional de 7 materiais de matriz , Journal of Prosthodontics 14 (1), 25-31, 2005

6. **Charles A. Netti et al:** Modificação da serra para o corte sob o molde, J Prosthet Dent 64: 621 - 624, 1990.

7. **Christy JM, Pipko DJ:** Um método simplificado de indexação de matrizes de trabalho, J prosthet Dent 19: 160 - 163, 1968.

8. **D.W.Richardson e P.S.Baker:** Precisão posicional de quatro sistemas de moldeiras, J Prosthet Dent 66: 39-45, 1991.

9. **Doughlass B. Roberts:** Moldes flexíveis utilizados na realização de restaurações provisórias indirectas, J. Prosthet. Dent. 68: 372, 1992.

10. **F.A Peyton et al:** surface hardness, compressive strength , and abrasion resistance of indirect die stone, J Prosthet Dent 3 : 381 - 400, 1952.

11. **Flavio H Rasetto e Carl F Driscoll:** Um método simplificado para a fabricação de um suporte de matriz, Journal of Prosthodontics 9 (3), 159-160, 2000.

12. **Fred A Hohlt e Ralph W. Philips** ,Avaliação de vários métodos utilizados para a construção de moldes de trabalho a partir de impressões de hidrocolóides. , J Prosthet Dent 6: 87 - 93, 1956.

13. **George TA, Holmes JR:** O klip de cavilha: A device for dowel pin placement, J Prosthet Dent 53: 276 - 278, 1985.

14. **Gerard Derrien e Gabriel Le Menn:** Avaliação da reprodução de pormenores de três materiais de matriz utilizando a microscopia eletrónica de varrimento e a profilometria bidimensional, J Prosthet Dent 74 : 1-7 , 1995.

15. **Glen Serrano Juan et al:** Accuracy evaluations of four removable die systems, J Prosthet Dent 80: 575 - 586, 1998.

16. **Herbet T. Shilling Burg Jr. et al:** Fundamentals of fixed prosthodontics. Terceira edição, Chicago, 1997, Quintessence Publishing Co, Inc (309-334)

17. **Hisao Fukui e Alton M.lacy:** Effectiveness of hardening films on die stone, J Prosthet Dent 44: 57- 63, 1980.

18. **J. Millar e M. Dunne:** A comparison of three wetting agents used to facilitate the pouring of dies, J Prosthet Dent 74, 341- 344, 1995.

19. **J.B.Moser e D.G.Stone:** Propriedades e caraterísticas de um material de matriz de resina, J Prosthet Dent 34: 297-304, 1975.

20. **J.H.Bailey et al**: The dimensional accuracy of improved dental stone , silverplated , and epoxy resin die materials , dies, J Prosthet Dent 59: 307 - 310, 1988.

21. **J.L. Hochstedler e Ronald B. Elliott:** Um método para posicionar com exatidão os moldes de substituição num molde de trabalho de uma prótese parcial fixa, J Prosthet Dent 74, 198-201, 1995.

22. **Jacinthe M et al em 2000:** precisão dimensional de um material de matriz de resina epóxida utilizando dois métodos de fixação, J. Prosthet. Dent. 83 :301-305 , 2000

23. **Jack D. Gerrow e Richard B. Price** : Comparação da reprodução do pormenor da superfície de sistemas de materiais de matriz flexíveis , J Prosthet Dent 80 : 485-489 , 1998.

24. **James Winston Benfield e Gearge Vincent** : Moldes de precisão a partir de impressões elásticas J. Prosthet. Dent. 12 : 737, 1962.

25. **James L. Sheets DDS e Terry M. Wilwerding: Limpador** de canal de pino de matriz, J Prosthet Dent 94, 567, 2005.

26. **Jeffrey A. Ceyhan e Xavier Lepe:** Um estudo clínico que compara a precisão tridimensional de um molde de trabalho gerado a partir de duas moldeiras de arcada dupla e de uma arcada completa personalizada, J Prosthet Dent 90 : 228-234, 2003.

27. **Jeffrey A. Ceyhan, Glen H. Johnson e Xavier Lepe:** O efeito da seleção da moldeira, da viscosidade do material de impressão e da sequência de vazamento na exatidão dos troquéis feitos a partir de impressões de arcadas duplas, J Prosthet Dent 90: 143-149, 2003.

28. **Koka Sreenivas e Micheam L Line Baugh;** Uma técnica para reposicionar cotos no modelo de trabalho durante procedimentos protéticos fixos, J. Prosthet Dent 69; 537- 538, 1993.

29. **Koka Srinivas, Michael L. Line Baugh:** Uma técnica para reposicionar cotos no modelo de trabalho durante procedimentos protéticos fixos, J Prosthet Dent 69: 537 - 538, 1993.

30. **L. M. Covo et al :** Exatidão e estabilidade comparativa de três sistemas de matrizes. J. Prosthet. Dent. 59 : 314, 1988.

31. **Lovo LM et al:** Accuracy and comparative stability of three removable die systems, J Prosthet Dent 59: 314 - 317, 1998

32. **Malone W. E. P et al:** Tylmans theory and Practice of fixed prosthodontics. Oito Edição, Tóquio, 1989; Ishiyaku Euro America Inc (285-287)

33. Martignoni M, Schonenberger, A. Prótese fixa de precisão; Aspectos clínicos e laboratoriais. Primeira edição, Chicago, 1990, Quintessence Publishing Co, Inc (185-203)

34. **Michael J. Lies** , J. Prosthet. Dent. 26 : 424, 1971.

35. **Michael Myers, Hembree H John:** Relative accuracy of four removable die systems, J Prosthet Dent 48: 163 - 165, 1982.

36. **Miranda J Frank et al:** Comparative stability of two removable die systems, J Prosthet Dent 36: 326 - 333, 1976.

37. **Mohammed Aleem Abdullah :** Efeito da frequência e amplitude da vibração na formação de vazios em moldes vazados a partir de impressões de polivinil siloxano , J Prosthet Dent 80, 490-494, 1998.

38. **N.R. Chaffee, J.H. Bailey e D.J. Sherrard:** Precisão dimensional de materiais melhorados de gesso dentário e resina epóxida. Parte II: Forma da arcada completa ,J Prosthet Dent 77 : 235-238 , 1997.

39. **Paolo Baldissara e Roberto Scotti :** Utilização de estruturas de carbono-epóxi para o reforço de próteses parciais fixas provisórias , J Prosthet Dent 91 : 89-92, 2004.

40. **Paul W. Galitsis:** Simplified acrylic die fabrication , J Prosthet Dent 90 : 209, 2003.

41. **Philip Duke et al** :Propriedades físicas de materiais de gesso tipo IV, contendo resina e epóxi, J. Prosthet. Dent. 83 :466-473 ,2000

42. **Philippe Aramouni, Philip Millstein:** A comparison of the accuracy of two removable die systems with intact working casts, J Prosthet Dent 6: 533 - 539, 1993.

43. **Ralph W. Philips & Richard J. Snell** : Moldes electroformados a partir de impressões de tiokol e silicone ,J. Prosthet. Dent. 8 : 992, 1968.

44. **Richard B. Price e Jack D. Gerrow:** Adaptação da margem de inlays indirectos de compósito fabricados em moldes flexíveis, J Prosthet Dent 83: 306-313, 2000.

45. **Richard D. Jordan, James M Leary:** Técnica de recuperação de matriz, J Prosthet Dent 53: 283 - 285, 1985.

46. **Robert A. Tranquist** : Corte do troquel - um guia para o contorno fisiológico J. Prosthet. Dent. 48 : 485, 1982.

47. **Robert A Tanquist et al:** Producing accurate removable dies from elastic full arch impressions, J Prosthet Dent 48: 210 - 214, 1982.

48. **Robinson B, Francis, Bob Block:** Dowel pin positioning technique for fixed partial denture working casts, J Prosthet Dent 46: 215 - 216, 1981.

49. **Rudd D Kenneth et al:** Cunhos amovíveis para coroas, inlays e próteses parciais fixas, J Prosthet Dent 23: 336 - 345, 1970.

50. **Ruskin F Paul:** Method of mounting Di-Lok crown and bridge trays on Hanau H_2 articulators, J Prosthet Dent 21: 663 - 666, 1969.

51. **Smith C Douglas et al:** Fabrication of removable stone dies using cemented dowel pins, J Prosthet Dent 41: 579 - 581, 1979.

52. **Stanley G. Vermilyea et al:** Avaliação de materiais de matriz de resina, J Prosthet Dent 42: 304-307, 1979.

53. **Stephen F. Rosen Stiel, Martin F. Land e Junhei Fuji Moto;** Contemporary fixed prosthodontics. Segunda edição, Chicago, 1995; Mosby Inc (364-369)

54. **Stern J Alfred, Vernon M Harold:** Desenvolvimento de uma nova ferramenta em dentisteria de restauração, J Prosthet Dent 21: 536 - 544, 1969.

55. **Stone E Thomas, Welker A William:** Um método para localizar pinos de cavilha em moldes de pedra artificial, J Prosthet Dent 44: 345 - 346, 1980.

56. **Sverker Toreskog et al:** Properties of die materials :A comparative study, J Prosthet Dent 16: 119 - 131, 1966.

57. **Terry Donovan et al:** utilização de um espaçador de coto pintado em preparações com sulcos, J Prosthet Dent 52: 384 - 388, 1984.

58. O glossário de termos de prótese dentária 8th Edição , J Prosthet. Dent. 94 :, 2005.

59. **Troendle B Karen et al:** Posicionamento de pinos de cavilha para moldes amovíveis, J Prosthet Dent 46: 575 - 578, 1981

60. **Victor E. Wasser :** Um novo material para a maioria dos moldes e matrizes. J. Prosthet. Dent. 11 : 1122, 1961.

61. **W.V.Campagni et al:** Effect of die spacer on complete cast gold crowns with grooves , J Prosthet Dent 55 : 324 - 328, 1986.

62. **W.V.Campagni et al:** Measurement of coating agents used for surface proctection of stone dies, J Prosthet Dent 55: 470 - 474, 1986.

63. **W.V.Campagni et al:** Measurement of paint-on die spacer used for casting relief , J Prosthet Dent 47 : 606 - 611, 1986.

64. **Welsch Boyd:** Rapid and economical dowel pin placement, J Prosthet Dent 54: 604, 1985.

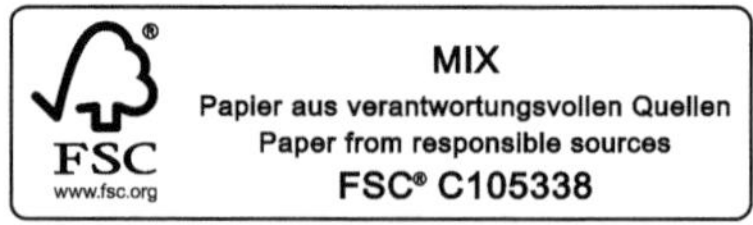

Printed by Books on Demand GmbH, Norderstedt / Germany